Interpersoonlijke psychotherapie bij posttraumatische stressstoornis

John C. Markowitz

Interpersoonlijke psychotherapie bij posttraumatische stressstoornis

Een nieuwe vorm van traumabehandeling

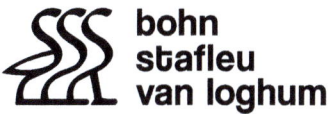

Houten 2021

John C. Markowitz
Bohn Stafleu van Loghum (Netherlands)
Houten, Nederland

Vertaald en bewerkt vanuit de Engelstalige editie *Interpersonal Psychotherapy for Posttraumatic Stress Disorder*, John C. Markowitz
First published 2017 by Oxford University Press
© Oxford University Press 2017

Interpersonal Psychotherapy for Posttraumatic Stress Disorder was originally published in English in 2017. This adaptation is published by arrangement with Oxford University Press. Bohn Stafleu van Loghum, part of Springer Media BV is solely responsible for this adaptation from the original work and Oxford University Press shall have no liability for any errors, omissions or inaccuracies or ambiguities in such translation or for any losses caused by reliance thereon.

Interpersonal Psychotherapy for Posttraumatic Stress Disorder werd oorspronkelijk in het Engels gepubliceerd in 2017. Deze Nederlandse vertaling en bewerking is met toestemming van Oxford University Press gepubliceerd. Bohn Stafleu van Loghum, onderdeel van Springer Media BV is volledig verantwoordelijk voor deze vertaling en bewerking. Oxford University Press is niet verantwoordelijk voor fouten, omissies, onjuistheden of onduidelijkheden in de vertaling of voor enige schade voortvloeiend uit het gebruik hiervan.

Vertaling: Richard Meijer met medewerking van Yasmin Kokosky-Deforchaux

Bewerking: Joop de Jong en Kosse Jonker

ISBN 978-90-368-2558-0   ISBN 978-90-368-2559-7   (eBook)
https://doi.org/10.1007/978-90-368-2559-7

NUR 777
Basisontwerp omslag: Studio Bassa, Culemborg
Automatische opmaak: Scientific Publishing Services (P) Ltd., Chennai, India

Bohn Stafleu van Loghum
Walmolen 1
Postbus 246
3990 GA Houten

▶ www.bsl.nl

Voorwoord bij de Nederlandse vertaling

De Nederlandse vertaling van het boek *Interpersonal Psychotherapy for Posttraumatic Stress Disorder* is tot stand gekomen door een enthousiaste samenwerking van Joop de Jong, Kosse Jonker, de vertalers Richard Meijer en Yasmin Kokosky-Deforchaux, en Rita Pilkes, redactiecoördinator van Bohn Stafleu van Loghum. Voor ons was het een plezier om dit te doen, en we hopen dat veel behandelaren en patiënten hier plezier van en baat bij hebben.

Sinds begin 2000 wordt steeds meer onderzoek gedaan naar IPT voor PTSS en is duidelijk geworden dat het een serieus alternatief kan zijn voor bekendere evidence-based therapieën. In Nederland zijn veel therapeuten getraind in IPT, en ongetwijfeld heeft een groot deel daarvan met grote regelmaat te maken met patiënten met PTSS. Met de vertaling van dit boek willen we deze therapeuten en patiënten een alternatief bieden om PTSS te kunnen behandelen als de meer gangbare, evidence-based methoden niet mogelijk zijn of onvoldoende gewerkt hebben. Het boek is in overleg met John Markowitz toegeschreven naar de Nederlandse therapeut. Het feit dat John Markowitz graag in Nederland komt en zelfs een beetje Nederlands spreekt, heeft zeker geholpen om onze ideeën naar voren te brengen en samen met de uitgever en hem te komen tot een boek dat in de geest hetzelfde is gebleven, maar wel de (aanstaande) Nederlandse IPT-traumatherapeut op het lijf geschreven is. Dit is bereikt door niet te werken aan een woordelijke vertaling, maar hoofdstukken om te zetten en te werken met noten in de tekst. Dat laatste is gedaan om de tekst wel vloeiend te laten doorlopen, maar tegelijkertijd uitleg te kunnen geven over een bepaald woord of een bepaalde vertaling, of soms iets meer uit te leggen. John Markowitz is zijn boek begonnen met een uitgebreide onderbouwing waarom IPT voor PTSS een goed idee is en wat het bewijs daarvoor is. Hij eindigt dat hoofdstuk met een samenvatting. Voor de Nederlandse versie hebben we ervoor gekozen om met deze samenvatting te beginnen, aangezien het boek vooral ook bedoeld is om met IPT aan de slag te gaan. Het onderliggende bewijs is nu het voorlaatste hoofdstuk geworden. Het onderzoek is in de jaren na de publicatie van de Engelstalige versie doorgegaan, en de resultaten daarvan zijn in dit hoofdstuk (H. 13) opgenomen. Ook dit is in overleg met John Markowitz gedaan. De teksten zijn door hem (in het Engels) gelezen en goedgekeurd, en vervolgens vertaald conform de manier waarop het gehele boek tot stand gekomen is. In Nederland wordt bij het geven van IPT vrijwel altijd gebruikgemaakt van een sociogram. Dit is daarom toegevoegd aan het hoofdstuk over de introductiefase van IPT. Verder zijn er enkele tekstuele wijzigingen doorgevoerd door doelen voor de behandeling en symptomen van PTSS beter van elkaar te onderscheiden; inhoudelijk is de lijn gelijk gebleven. Wat we willen benadrukken en enkele malen hebben beschreven is het feit dat de Engelstalige versie een uitwerking is van een onderzoeksprotocol waarbij gewerkt is met standaard 14 sessies. In de Nederlandse praktijk werken we over het algemeen met 12–16 sessies.

Dankwoord

Er zijn veel mensen die ik wil bedanken: Gerald L. Klerman MD en Myrna M. Weissman PhD, de grondleggers van interpersoonlijke psychotherapie, die een grote stimulans voor mijn onderzoek zijn geweest. Kathryn Bleiberg PhD, met wie ik bij de eerste toepassing van IPT bij PTSS samenwerkte aan het Cornell Medical Centre (en van wie de casus in ▶ H. 6 is). Randall Marshall MD, zonder wie het National Institute of Mental Health onze gerandomiseerde PTSS-trial nooit zou hebben gesubsidieerd. De leden van het psychotherapeutische behandelteam aan het New York State Psychiatric Institute van Colombia University, zonder wiens onderzoek dit boek nooit verschenen was, in het bijzonder Libby Graf PhD, Hayley Pessin PhD en Alexandra Klein Rafaeli PsyD. De IPT-therapeuten uit het onderzoek die een eerdere versie van dit handboek gebruikten. Eva Petkova PhD, nu werkzaam aan de New York University School of Medicine, zonder wie de subsidie nooit zou zijn toegewezen. Mijn behulpzame en bedachtzame collega's van de Anxiety Disorders Clinic aan het New York State Psychiatric Institute, waar het onderzoek heeft plaatsgevonden. Het National Institute of Mental Health, dat het onderzoek (R01 MH079078) heeft bekostigd. Te veel mentoren en collega's om op te noemen. Barbara Milrod MD, voor haar hulp, informele redactie en steun. Sarah Harrington, die het boek in Oxford verdedigde tegen de bezwaren van de beoordelaars. En uiteraard de patiënten die deelnamen aan ons onderzoek naar de behandeling van PTSS en baat hadden bij IPT en de andere twee behandelvormen van het onderzoek: prolonged exposure en relaxatietherapie.

John C. Markowitz, MD

Inleiding

In het leven slaat soms het noodlot toe. Nare gebeurtenissen komen op ons pad en raken ons emotioneel. Meestal bewegen we mee met de storm. We raken van streek of maken ons zorgen. Onze slaap, eetlust en concentratie kunnen eronder lijden, maar meestal krabbelen we weer overeind. De meeste mensen ervaren in hun leven wel enkele grotere trauma's (Kessler et al. 1995; Breslau et al. 1998), maar de meerderheid van hen ontwikkelt hierdoor geen ernstige psychiatrische klachten.

Sommige mensen zijn gevoeliger voor psychiatrische klachten dan andere, door hun genetische predispositie en/of door ervaringen in de kindertijd, zoals traumatische gebeurtenissen. Sommige levensgebeurtenissen zijn zo overweldigend dat het *Diagnostic and Statistical Manual of Mental Disorders* (DSM) van de American Psychiatric Association (APA) deze als 'trauma' beschrijft, een begrip dat herhaaldelijk is geherdefinieerd. In de huidige *DSM-5* (2013) is de definitie als volgt:

Blootstelling aan een feitelijke of dreigende dood, ernstige verwonding of seksueel geweld op een (of meer) van de volgende manieren:
1. Zelf ondergaan van de traumatische gebeurtenis(sen).
2. Persoonlijk getuige zijn geweest van de gebeurtenis(sen) terwijl deze anderen overkwamen.
3. Vernemen dat de traumatische gebeurtenis(sen) een naast familielid of goede vriend(in) is (zijn) overkomen [...].
4. Ondergaan van herhaaldelijke of extreme blootstelling aan de afschuwwekkende details van de traumatische gebeurtenis (zoals bij hulpverleners die stoffelijke resten moeten verzamelen; politieagenten die herhaaldelijk worden geconfronteerd met de details van kindermisbruik) (APA 2013).

De meeste mensen weten zich na een dergelijke gebeurtenis te herstellen, maar jaarlijks is ongeveer 3,5 % (Kessler, Berglund et al. 2005) van de mensen niet in staat zich hiervan los te maken. Dit geldt zelfs voor 6,8 % van de mensen (Kessler, Chiu et al. 2005) gedurende hun hele leven. Deze percentages zijn nog hoger onder militairen (Wisco et al. 2014) en andere hoogrisicogroepen. Het trauma blijft hun bij: ze krijgen het niet uit hun gedachten en herbeleven de gebeurtenis keer op keer. Tegelijkertijd kunnen de herinneringen overweldigend, gefragmenteerd en onoverzichtelijk zijn. Alles kan hen aan het trauma herinneren: het weer, geuren, geluiden, bepaalde voorwerpen, plaatsen et cetera. Het trauma beïnvloedt hun slaap en stemming. Ze voelen zich te emotioneel of juist afgestompt en kunnen de neiging hebben zich terug te trekken. Hun gevoel van veiligheid is aangetast: de wereld is een verbijsterend en bedreigend mijnenveld, en andere mensen zijn niet te vertrouwen. Als we deze klachten horen, beginnen we te denken aan een posttraumatische stressstoornis (PTSS).

> **Voorbeeld**
>
> Amy, een 37-jarige, witte zakenvrouw en moeder meldt zich aan nadat ze
> acht maanden daarvoor in een donkere straat met een mes bedreigd en beroofd is.
> Ze heeft terugkerende flashbacks aan deze angstaanjagende gebeurtenis waarbij
> ze haar tas kwijtraakte, maar ook voor haar leven vreesde. Ze heeft moeite met
> inslapen en wordt geplaagd door nachtmerries; haar concentratie is slecht, en ze is
> snel afgeleid. Ze is angstig en enigszins depressief. Ze probeert niet te denken aan de
> beroving, maar alles herinnert haar eraan: de buurt waar ze beroofd is, soortgelijke
> straatjes, scherpe voorwerpen, de toon van een stem, geuren in de straat, duisternis.
> Er zijn delen die ze weggeblokt heeft of niet samen kan brengen.
> Amy heeft sindsdien ook angst voor haar omgeving en voor contact met mensen.
> Ze gaat 's avonds niet meer uit en gaat zelfs overdag zo min mogelijk naar buiten,
> terwijl ze vroeger graag onder de mensen was. Haar werk lijdt eronder. Ze wil
> niet langer reizen voor haar werk, want ze is bang voor vreemden. Ze voelt zich
> hulpeloos, wantrouwend, verward en leeg. Ze praat niet langer met haar man,
> vrienden of familie. Ze blijkt als kind mishandeld te zijn door haar moeder.

PTSS is een veelvoorkomende (Kessler, Chiu et. al. 2005), pijnlijke, invaliderende (McMillen et al. 2002; Sareen et al. 2007), vaak chronische en soms zelfs dodelijke aandoening (Sareen et al. 2007). Gelukkig is de stoornis te behandelen. Verschillende behandelvormen zijn met RCT's onderzocht, waaruit bleek dat patiënten er baat bij hadden: de PTSS-symptomen verminderden en de kwaliteit van leven en het sociaal functioneren verbeterden. Voor PTSS zijn de dominante behandelvormen van de laatste decennia verschillende varianten van cognitieve gedragstherapie (CGT, EMDR en NET[1]). Al deze varianten gebruiken het principe van gewenning aan en uitdoving van angst, en blootstelling (*exposure*) aan de traumatische triggers die de patiënten het meest vrezen. Hierbij wordt patiënten gevraagd om de angsten die getriggerd worden door de herinneringen aan het trauma onder ogen te zien. In eerste instantie worden zij hierdoor angstiger, maar als ze de confrontatie met angstwekkende situaties aangaan en deze niet langer vermijden, beseffen ze dat het gevaar achter hen ligt. Ze tonen *habituatie*: ze raken gewend aan de confrontatie met hun angst, waarop deze afneemt. Iemand die een treinongeluk met fatale gevolgen heeft meegemaakt, kan weer wennen aan het reizen met de trein door het besef: 'Dat was toen, dit is nu. Het gevaar is geweken, en de herinneringen op zich zijn niet gevaarlijk.' Iemand kan dan nog steeds nare herinneringen aan de traumatische gebeurtenis hebben, maar die hoeven geen invloed te hebben op hun angstniveau of op hun gedrag.

De effectieve behandelingen voor PTSS zijn voornamelijk cognitief-gedragstherapeutisch van aard (Foa et al. 2000) en werken bij veel patiënten zeer goed. Cognitief-gedragstherapeutische behandelingen zijn echter, net als alle psychiatrische (en

---

1 In Nederland wordt veel gewerkt met EMDR. Een punt van discussie kan zijn of EMDR primair gezien moet worden als een vorm van exposurebehandeling of dat het meer als een vorm van cognitieve herstructurering gezien moet worden. NET en BEPP zijn andere behandelvormen die in Nederland gebruikt worden. Hier wordt niet verder op ingegaan.

medische) behandelingen, niet perfect: niet iedereen heeft er baat bij. Sommige patiënten die ervan zouden kunnen profiteren, durven hun grootste angsten niet onder ogen te zien en weigeren het te proberen.

Dit boek biedt een alternatief voor het model van uitdoving van angst *(fear-extinction)*. Interpersoonlijke psychotherapie (IPT) is een heel andere vorm van psychotherapie, die voor de behandeling van depressie en eetstoornissen net zo effectief blijkt te zijn als CGT. Wij hebben IPT daarom onderzocht als behandeling voor mensen met chronische PTSS. IPT is geen exposuretherapie. In een RCT zagen we dat IPT gelijkwaardig is aan langdurige *(prolonged)* exposure[2], de best bewezen CGT-exposuretherapie voor het verminderen van de symptomen van PTSS (Markowitz et al. 2015). IPT heeft echter enkele voordelen bij PTSS-patiënten die ook depressief zijn. IPT gaat namelijk uit van de volgende interpersoonlijke principes: mensen die last hebben van gevoelens van afstomping leren zich bewust te worden van emoties en deze te gebruiken bij het omgaan met interpersoonlijke problemen, sociale vaardigheden te ontwikkelen om vast te stellen wie ze kunnen vertrouwen, hoe ze zich kunnen beschermen tegen onbetrouwbare mensen en hoe ze betrouwbare sociale steun kunnen mobiliseren.

In hoeverre we een trauma te boven komen hangt niet alleen af van onze genetische predispositie en de mate van blootstelling aan de traumatische gebeurtenis, maar ook van interpersoonlijke factoren, zoals onze sociale vaardigheden en sociale steun. Onze sociale identiteit draagt bij aan onze reactie op tragiek en trauma. Onze onderzoeksresultaten wekten bij zowel therapeuten als patiënten interesse voor de interpersoonlijke benadering: IPT bij PTSS. Dit boek is geschreven vanwege deze toenemende belangstelling.

Dit boek is begonnen als handboek voor de therapeuten in het onderzoek naar de toepassing van de behandeling. Bij de uitbreiding worstelde ik met het spanningsveld tussen het behouden van wat kenmerkend is voor het onderzoeksprotocol en het verminderen van de technische formaliteiten. De meeste onderzoeksprotocollen voor psychotherapie zijn technisch en gaan ervan uit dat de therapeut ervaring heeft met de behandeltechnieken en het -jargon. Voor de meeste algemene boeken geldt dit niet. Ik heb al dan niet succesvol getracht tot een compromis te komen. Ik heb geprobeerd geen jargon te gebruiken, maar wel de formele technische kant te behouden. Ik hoop dat dit boek zal worden gelezen door zowel therapeuten die deelnemen aan trials (ons onderzoek heeft namelijk replicatie nodig) als clinici die geen formeel onderzoek ambiëren.

Deze laatste groep zal door dit boek op de hoogte worden gesteld van de voortgang van psychotherapieonderzoek. Dit is vooral terug te vinden in ▶ H. 13, waarin het onderzoek naar IPT voor PTSS wordt besproken, en in ▶ H. 11 waarin de *do's-and-don'ts* voor researchtherapeuten worden besproken. Lezers die niet geïnteresseerd zijn in onderzoeksgegevens, kunnen deze hoofdstukken overslaan met de wetenschap dat de data in het boek zijn opgenomen.

---

2 Onder exposure wordt verstaan intensieve of prolonged exposure ten aanzien van gevreesde of bedreigende stimuli.

Inhoud

Over de auteur

John C. Markowitz, M.D.

is psychiater en hoogleraar Klinische Psychiatrie aan de Columbia University College of Physicians and Surgeons en onderzoeker aan het New York State Psychiatric Institute. Hij is een internationaal erkend expert op het gebied van psychotherapieonderzoek en heeft door de NIMH en verschillende stichtingen gefinancierde onderzoeken uitgevoerd naar interpersoonlijke psychotherapie (IPT), cognitieve gedragstherapieën en medicatie. Hij heeft de behandeling van stemmings-, angst- en persoonlijkheidsstoornissen onderzocht en heeft meer dan driehonderd peer-reviewed artikelen, hoofdstukken en reviews gepubliceerd.

De hoofddiagnose

PTSS

© Bohn Stafleu van Loghum is een imprint van Springer Media B.V., onderdeel van Springer Nature 2021
J. C. Markowitz, *Interpersoonlijke psychotherapie bij posttraumatische stressstoornis*,
https://doi.org/10.1007/978-90-368-2559-7_1

Een van de dingen die gevaar na een tijd met je doet is – tja, het doden van emotie. Ik denk niet dat ik ooit nog iets anders dan angst zal voelen. Niemand van ons kan nog haten – of liefhebben.

Graham Greene, *The Confidential Agent*. New York: Penguin, 1980, pagina 18

Alvorens in te gaan op de kenmerken van PTSS wordt eerst de relevantie van IPT als behandeling voor PTSS alvast duidelijk gemaakt door de samenvatting van het bewijs zoals geformuleerd in ▶ H. 13 ook hier weer te geven.

1.1 Wat is PTSS?

PTSS, de diagnose waar IPT zich in dit boek op richt, is een wijdverbreid, slopend syndroom. Binnen de algemene populatie variëren de percentages van 3,5 % per jaar (Kessler et al. 2005) tot 6,8 % gedurende het hele leven (Kessler et al. 2005). PTSS heeft epidemische proporties aangenomen bij militairen die terugkeerden uit recente oorlogen in het Midden-Oosten, waarvan 14 % voldoet aan de diagnostische criteria (Wisco et al. 2014, 2016; Hoge et al. 2014).

Net als iedere medische aandoening hangt de ontwikkeling van PTSS samen met de interactie van biologische kwetsbaarheid en beschadiging door de omgeving. Verschillende mensen lopen een verschillend risico, net zoals de verschillende trauma's verschillende risico's geven. We zullen verderop zien dat de diagnose PTSS een ernstig trauma vereist (▶ H. 13) dat samenhangt met verschillende symptomen van angst, dissociatie, arousal en herbeleving. Dit is een stoornis die je leven op zijn kop zet, je functioneren beperkt en relaties verwoest.

Verschillende aspecten van PTSS zijn door decennialang onderzoek in kaart gebracht, maar het onderzoek maakt ook duidelijk hoe heterogeen PTSS is. Het is van belang op welk moment in je leven je getroffen wordt door een trauma en hoe lang. Welke van de volgende trauma's lijken jou het ergst?

》 *Herhaaldelijk fysiek en seksueel misbruik in de kindertijd*
   of
   betrokkenheid bij een auto-ongeluk met fatale gevolgen op je 45ste?

Bij een trauma op latere leeftijd heeft iemands persoonlijkheid zich kunnen vormen en hopelijk heeft diegene een stabiel beeld ontwikkeld van de wereld en van relaties. Het trauma van een auto-ongeluk is verschrikkelijk, vooral wanneer je echtgenote naast je in de stoel overlijdt. Als iemand zich met een dergelijk trauma aanmeldt voor de behandeling van PTSS, kan de therapeut hopen dat de patiënt de middelen heeft gehad om een stevige persoonlijkheid en een stabiel zelfgevoel te ontwikkelen: een geschiedenis van stabiele relaties, potentiële sociale steun (zelfs als iemand zich door PTSS heeft teruggetrokken uit steunende relaties) en een relatief korte trauma-episode (met een lange nasleep).

Als iemand daarentegen opgroeit met veel mishandeling of misbruik, kunnen er diverse problemen optreden: een interpersoonlijke stijl die vanaf het begin is beïnvloed door trauma; een verminderd gevoel dat relaties stabiel zijn, omdat interpersoonlijke relaties vanaf het begin negatief gekleurd en traumatisch zijn; minder sociale steun; en de beschadigende ervaring van herhaald trauma gedurende een lange periode. Een trauma dat begint voordat je persoonlijkheid de kans heeft gehad om zich te vormen, voordat je het gevoel kon krijgen dat je wereld enigszins stabiel was, waardoor de ontwikkeling van je kindertijd en adolescentie is aangetast, moet wel erger zijn dan een enkelvoudig trauma op latere leeftijd. Hierover was jarenlang enige klinische consensus, waarbij sommige auteurs onderscheid maakten tussen 'enkelvoudige' en 'complexe' PTSS.

Wat klinkt erger om te overleven:

> *een verwoestende orkaan, aardbeving of tsunami*
> *of*
> *verkrachting?*

Niet-persoonlijke trauma's als natuurrampen kunnen een DSM-5–A-criterium voor PTSS vormen, maar in het algemeen zijn interpersoonlijke trauma's ingrijpender. Het idee dat iemand iets gedaan heeft met als doel jou pijn te doen – waarbij kwaadaardigheid, wreedheid of onverschilligheid een rol speelt – verhoogt de ernst van de ervaring drastisch (Norris et al. 2002). Janoff-Bulman (1992) noemde dit 'door mensen veroorzaakt slachtofferschap'.

Al deze vormen van trauma kunnen PTSS veroorzaken. Bovendien blijken patiënten met al deze soorten trauma's behandelbaar. Ondanks de indruk dat een complex, langdurig trauma ernstiger is, blijkt het moeilijk aantoonbaar dat het soort trauma invloed heeft op de uitkomst van de behandeling. Vanuit een klinisch perspectief is het wel belangrijk om te kijken wat voor soort trauma de patiënt heeft, wat dit trauma voor de patiënt betekent en wat de gevolgen van het trauma zijn. Met andere woorden: wat zijn de specifieke zintuiglijke en psychologische triggers die symptomen kunnen uitlokken.

Er zijn vele andere manieren om de diagnose te differentiëren. PTSS bij militairen lijkt moeilijker behandelbaar (ook al is de stoornis ook bij hen niet onbehandelbaar), wellicht door de ernst van de traumatische ervaring en de problemen waar veteranen tegenaan lopen als ze terugkeren in de maatschappij. De DSM-5 maakt onderscheid tussen subtypen van PTSS: een voorschoolse classificatie voor kinderen onder de zes jaar; een dissociatief subtype voor patiënten die zich onthecht en gedepersonaliseerd voelen; en PTSS met uitgestelde expressie (◘ tab. 1.1).

▪ De diagnose PTSS stellen

In het algemeen stellen clinici de diagnose PTSS op basis van de *DSM-5*-criteria. Het eerste criterium is of een patiënt een trauma heeft doorgemaakt (*DSM-5,* criterium A) dat voldoende is om in aanmerking te komen voor de diagnose. Dit was in het verleden problematisch: de grens voor de ernst van het trauma die benodigd is voor het stellen van de diagnose fluctueerde in DSM-edities en bij verschillende therapeuten. Het oorspronkelijke criterium in de DSM-III uit 1980 was dat het trauma buitengewoon schokkend moest zijn, een levensbedreigende catastrofe: 'een herkenbare stressor die bij bijna iedereen significante symptomen van leed teweeg zou brengen' (American Psychiatric Association, pag. 238). Dit lag in het verlengde van de historische band tussen PTSS en oorlogstrauma, 'shellshock,' 'oorlogsmoeheid' en de groeiende erkenning dat Amerikaanse militairen in de Vietnamoorlog ernstige trauma's hadden opgelopen. De daaropvolgende herzieningen van de DSM hebben de definitie van trauma versoepeld. Dit zorgde echter voor problemen.

1

Ten eerste kan het definiëren van de ernst van de traumatische gebeurtenis door de subjectieve ervaringen van de patiënt in plaats van door een objectieve maat, maken dat het idee van een traumatische gebeurtenis betekenisloos wordt: iedereen heeft zijn of haar eigen definitie van een schokkende gebeurtenis. Bijna iedereen zal in zijn leven een traumatische gebeurtenis volgens het (streng gedefinieerde) *DSM-5*-A-criterium meemaken, maar slechts een klein gedeelte zal PTSS ontwikkelen (Kessler et al. 1995; Breslau et al. 1998). Als het begrip trauma echter soepeler gedefinieerd wordt, zodat het 'traumatisch' is wat iemand 'voelt', wordt trauma alomtegenwoordig en geeft dit geen informatie.

Wat is 'slechts' een verschrikkelijke gebeurtenis, maar geen *DSM-5*-'trauma'? Dit wordt onvermijdelijk een arbitrair onderscheid. De dood van een naast familielid is pijnlijk en verdrietig, maar kan soms ook verwacht worden: een grootmoeder van 97 die in haar slaap overlijdt of de lievelingshond die op zijn veertiende doodgaat. Daarom probeert *DSM-5* een onderscheid te maken tussen de dood van een naaste en de *traumatische* dood van iemand, en andere soortgelijke kwalificaties (zie ▢ tab. 1.1, criterium A3; en de noot bij A4).

Ten tweede zullen sommige patiënten zich aanmelden met symptomen van angst, vermijding, terugkerende nachtmerries, negatieve cognities en symptomen van fysieke arousal (bijvoorbeeld paniekaanvallen) en zo voldoen aan de *DSM-5*-criteria B tot D voor PTSS. Als deze patiënten echter dergelijke kenmerkende symptomen rapporteren zonder een plausibel trauma, moeten ze voor een andere stoornis worden behandeld dan voor PTSS.

Voor de differentiaaldiagnose van PTSS moet men besluiten of de patiënt eerder in aanmerking komt voor een aanpassingsstoornis, acute stressstoornis (duur: drie dagen tot een maand) of een andere trauma- of stressorgerelateerde stoornis. Bovendien moet de diagnose PTSS worden gesteld binnen de context van psychiatrische en medische comorbiditeit. Een depressieve stoornis is hierbij een belangrijke overweging, aangezien deze aanwezig is bij ongeveer de helft van de patiënten met de diagnose PTSS (Shalev et al. 1998). Andere angststoornissen, stoornissen in middelenmisbruik, persoonlijkheidsstoornissen en fysiek trauma (bijvoorbeeld traumatische hersenbeschadiging [THB]; Stein et al. 2015) kunnen ook meewegen bij de klinische besluitvorming.

Ons onderzoek begon in 2008 en gebruikte de *DSM-IV*-criteria (1994) voor PTSS. Deze zijn enigszins veranderd voor *DSM-5*, die in 2013 werd gepubliceerd (zie ▢ tab. 1.1), hoewel de twee sets classificatiecriteria redelijk vergelijkbaar zijn (Hoge et al. 2014). Onderzoekstrials baseren zich niet alleen op DSM-criteria, maar beoordelen gewoonlijk ook met meetinstrumenten de ernst van PTSS-symptomen. Ik raad dit sterk aan, ook voor clinici die geen onderzoek doen. Het beoordelen van de ernst van PTSS aan het begin van de behandeling, helpt bij het verhelderen van de diagnose. Bovendien geeft het psycho-educatie aan patiënten die moeite hebben met het onderscheid tussen wie ze zijn en hun stoornis. Op deze wijze helpen meetinstrumenten patiënten bij het herkennen van PTSS-symptomen en beginnen zij deze te zien als los van zichzelf en egodystoon.

Het beoordelen moet evenmin eindigen bij de diagnose. Een serie beoordelingen, iets wat we ook vaak zien in het onderzoek, omvat het herhaalde gebruik van de meetinstrumenten na regelmatige tijdsintervallen gedurende de behandeling. Bij een behandeling van veertien weken, zoals IPT, kan de therapeut de instrumenten behalve bij het begin ook na week 4, week 8, week 12 en na de afsluitende week 14 toepassen,

■ **Tabel 1.1** Classificatiecriteria voor PTSS volgens *DSM-5*. Bron: Verveelvoudigd en openbaar gemaakt met toestemming van Boom uitgevers Amsterdam uit het *Handboek voor de classificatie van psychische stoornissen (DSM-5)*, © 2014 American Psychiatric Association p/a Uitgeverij Boom, Amsterdam

A. Blootstelling aan een feitelijke of dreigende dood, ernstige verwonding of seksueel geweld op een (of meer) van de volgende manieren:
1. Zelf ondergaan van de psychotraumatische gebeurtenis(sen).
2. Persoonlijk getuige zijn geweest van de gebeurtenis(sen) terwijl deze anderen overkwam(en).
3. Vernemen dat de psychotraumatische gebeurtenis(sen) een naast familielid of goede vriend(in) is (zijn) overkomen. Bij een feitelijke of dreigende dood van een familielid of vriend(in) moet(en) de gebeurtenis(sen) gewelddadig van karakter zijn of een ongeval betreffen.
4. Ondergaan van herhaaldelijke of extreme blootstelling aan de afschuwwekkende details van de psychotraumatische gebeurtenis(sen) (zoals bij hulpverleners die stoffelijke resten moeten verzamelen; politieagenten die herhaaldelijk worden geconfronteerd met de details van kinder-misbruik).
NB Criterium A4 is niet van toepassing op blootstelling via elektronische media, televisie, films of foto's, tenzij deze blootstelling werkgerelateerd is.

B. De aanwezigheid van een (of meer) van de volgende intrusieve symptomen die samenhangen met de psychotraumatische gebeurtenis(sen) en die zijn begonnen nadat de psychotraumati-sche gebeurtenis(sen) heeft (hebben) plaatsgevonden:
1. Recidiverende, onvrijwillige en intrusieve pijnlijke herinneringen aan de psychotraumatische gebeurtenis(sen).
NB Bij kinderen die ouder zijn dan 6 jaar kan er sprake zijn van repetitief spel waarin thema's of aspecten van de psychotraumatische gebeurtenis(sen) tot uiting worden gebracht.
2. Recidiverende onaangename dromen waarin de inhoud en/of het affect van de droom samen-hangt met de psychotraumatische gebeurtenis(sen).
NB Bij kinderen kan er sprake zijn van beangstigende dromen zonder herkenbare inhoud.
3. Dissociatieve reacties (zoals flashbacks) waarbij de betrokkene het gevoel heeft of handelt alsof de psychotraumatische gebeurtenis(sen) opnieuw plaatsvindt (plaatsvinden). (Dergelijke reacties kunnen zich op een continuüm bevinden, waarbij de extreemste uiting de vorm kan hebben van een volledig gebrek aan het besef van de actuele omgeving.)
NB Bij kinderen kan het voorkomen dat ze de psychotraumatische gebeurtenissen naspelen.
4. Intense of langdurige psychische lijdensdruk bij blootstelling aan interne of externe prikkels die een aspect van de psychotraumatische gebeurtenis(sen) symboliseren of erop lijken.
5. Duidelijke fysiologische reacties op interne of externe prikkels die een aspect van de psycho-traumatische gebeurtenis(sen) symboliseren of erop lijken.

C. Persisterende vermijding van prikkels die geassocieerd worden met de psychotraumatische gebeurtenis(sen), die begon nadat de psychotraumatische gebeurtenis(sen) heeft (hebben) plaatsgevonden, zoals blijkt uit een van de of beide volgende kenmerken:
1. Vermijding of pogingen tot vermijding van pijnlijke herinneringen, gedachten of gevoelens over, of sterk samenhangend met, de psychotraumatische gebeurtenis(sen).
2. Vermijding of pogingen tot vermijding van de externe aspecten die aan de psychotraumatische gebeurtenis(sen) herinneren (mensen, plaatsen, gesprekken, activiteiten, voorwerpen, situaties), die pijnlijke herinneringen, gedachten of gevoelens oproepen over, of sterk samenhangen met, de psychotraumatische gebeurtenis(sen).

Vervolg

1

◼ Tabel 1.1   Vervolg

D. Negatieve veranderingen in cognities en stemming, gerelateerd aan de psychotraumatische gebeurtenis(sen), die zijn begonnen of verergerd nadat de psychotraumatische gebeurtenis(sen) heeft (hebben) plaatsgevonden, zoals blijkt uit twee (of meer) van de volgende kenmerken:
1. Onvermogen om zich een belangrijk aspect van de psychotraumatische gebeurtenis(sen) te herinneren (gewoonlijk door dissociatieve amnesie en niet door andere factoren, zoals hoofdletsel, of alcohol- of drugsgebruik).
2. Persisterende en overdreven negatieve overtuigingen of verwachtingen over zichzelf, anderen of de wereld (bijvoorbeeld: 'Ik ben slecht', 'Je kunt niemand vertrouwen', 'De wereld is door en door gevaarlijk', 'Mijn hele zenuwstelsel is voor altijd verwoest').
3. Persisterende, vertekende cognities over de oorzaak of gevolgen van de psychotraumatische gebeurtenis(sen), die ertoe leiden dat de betrokkene zichzelf of anderen er de schuld van geeft.
4. Persisterende negatieve gemoedstoestand (bijvoorbeeld angst, afschuw, boosheid, schuldgevoelens of schaamte).
5. Duidelijk verminderde belangstelling voor, of deelname aan belangrijke activiteiten.
6. Gevoelens van onthechting of vervreemding van anderen.
7. Persisterend onvermogen om positieve emoties te ervaren (zoals onvermogen om geluk, voldoening of liefdevolle gevoelens te ervaren).

E. Duidelijke veranderingen in arousal en reactiviteit, gerelateerd aan de psychotraumatische gebeurtenis(sen), die zijn begonnen of verslechterd nadat de psychotraumatische gebeurtenis(sen) heeft (hebben) plaatsgevonden, zoals blijkt uit twee (of meer) van de volgende kenmerken:
1. Prikkelbaar gedrag en woede-uitbarstingen (met weinig of geen aanleiding), gewoonlijk tot uiting komend in verbale of fysieke agressie jegens mensen of voorwerpen.
2. Roekeloos of zelfdestructief gedrag.
3. Hypervigilantie.
4. Overdreven schrikreacties.
5. Concentratieproblemen.
6. Verstoring van de slaap (zoals moeite met in- of doorslapen of onrustige slaap).

F. De duur van de stoornis (criteria B, C, D en E) is langer dan één maand.

G. De stoornis veroorzaakt klinisch significante lijdensdruk of beperkingen in het sociale of beroepsmatige functioneren of het functioneren op andere belangrijke terreinen.

H. De stoornis kan niet worden toegeschreven aan de fysiologische effecten van een middel (zoals medicatie, alcohol) of aan een somatische aandoening.

Specificeer of:
Met dissociatieve symptomen: de symptomen van de betrokkene voldoen aan de criteria voor de posttraumatische stressstoornis, en bovendien ervaart de betrokkene als reactie op de stressor persisterende of recidiverende symptomen van een van de volgende typen:
1. **Depersonalisatie**: persisterende of recidiverende ervaringen van gevoelens van vervreemding van de eigen psychische processen of het eigen lichaam, alsof de betrokkene zichzelf van buitenaf waarneemt (zoals het gevoel in een droom te zitten; het gevoel alsof het zelf of het lichaam onwerkelijk is, of alsof de tijd langzaam gaat).
2. **Derealisatie**: persisterende of recidiverende ervaringen van gevoelens alsof de omgeving niet echt is (bijvoorbeeld de wereld rondom de betrokkene wordt ervaren als onecht, als in een droom, veraf of vervormd).
NB Om dit subtype te gebruiken mogen de dissociatieve symptomen niet worden toegeschreven aan de fysiologische effecten van een middel (zoals black-outs, gedrag tijdens een alcoholintoxicatie) of een somatische aandoening (zoals complexe partiële convulsies).

Specificeer indien:
Met uitgestelde expressie: Indien gedurende minstens de eerste zes maanden na de gebeurtenis niet volledig wordt voldaan aan de classificatiecriteria (hoewel het begin en de uiting van sommige symptomen onmiddellijk op de gebeurtenis kunnen volgen).

of in ieder geval in week 7 en 14. Herhaaldelijk meten bekrachtigt het begrip van PTSS bij de patiënt. Bovendien informeert het de therapeut en de patiënt over de progressie (of het gebrek eraan) van de behandeling. Patiënten zien niet altijd hoezeer ze herstellen. De score op een betrouwbare PTSS-schaal kan hierbij helpen en stimuleren.

Clinici kunnen de PTSS-checklist (PCL-5; Weathers et al. 2013) als screener gebruiken, of als een zelfrapportage-instrument voor patiënten. Dit is een lijst met 20 items die allemaal van 0–4 gescoord worden. Het invullen neemt slechts enkele minuten in beslag; een score van 38 is de klinische grens. Clinici kunnen het meetinstrument gratis downloaden op de website van het National Centre for PTSD, op ► www. ptsd.va.gov. (Een Nederlandse vertaling is gratis beschikbaar via de website van Stichting '45; ► www.psychotraumadiagnostics.centrum45.nl/nl/ptss).

Het bekendste instrument voor PTSS is waarschijnlijk de Clinician-Administered PTSD Scale (CAPS; Blake et al. 1995; Weathers et al. 2001, 2013a). De CAPS-5 met 30 items, die in 2013 is verschenen, vraagt de clinicus om de 20 *DSM-5*-classificatiecriteria voor PTSS (☐ tab. 1.1, criteria B–E) te beoordelen en hun intensiteit en frequentie op een schaal van 0 (afwezig) tot 4 (extreem invaliderend) (Weathers et al. 2013a) te scoren. Afname kan bijna een uur in beslag nemen, maar dit kan de moeite waard zijn, aangezien de CAPS-5 gedetailleerd ingaat op het soort trauma en de aard van de symptomen. Dit kan, net als het bespreken van de *DSM-5*-criteria, helpen bij het concretiseren van de diagnose als iets wat de patiënt niet altijd heeft gehad en in ieder geval als een stoornis, iets wat losstaat van de patiënt als mens. De PCL-5 en CAPS-5 hebben beide verschillende versies voor het interval van recente symptomen (bijv. afgelopen week versus afgelopen maand, versus ergste maand).

Er bestaan vele alternatieve PTSS-meetinstrumenten. Het is wellicht minder belangrijk wélk instrument je gebruikt, dan dát je er een gebruikt. Patiënten met PTSS lijden aan afstomping, emotionele onthechting en alexithymie, en kunnen anderen wantrouwen (de therapeut incluis). Vanwege dit soort kenmerken scoren sommige patiënten hun symptomen de eerste keer te laag. Vervolgens 'ontwaken' ze gedurende de behandeling en herkennen dan beter hun (hopelijk verminderend) lijden.

Het gedurende een kortdurende therapie serieel meten van patiënten is altijd een kenmerk van IPT geweest, dat ontstaan is in een onderzoekssetting waar een dergelijke beoordeling de standaard was (Markowitz en Weissman 2012). Een eerste diagnostisch onderzoek moet natuurlijk meer omvatten dan alleen een PTSS-meting: de ziektegeschiedenis, de psychiatrische en familiegeschiedenis, de medische en sociale geschiedenis en de beoordeling van het psychiatrisch toestandsbeeld (American Psychiatric Association 2015).

■ Behandelplanning

Als de diagnose eenmaal is gesteld, moet de behandelaar deze met de patiënt bespreken. Bij IPT is een standaardonderdeel het bespreken van de diagnose en uitleggen dat deze wijst op een behandelbare aandoening en niet op een fout van de patiënt. Dit verdient een plek in het behandelplan. Het helpt patiënten te begrijpen wat hun scheelt en dat het behandelbaar is. Bovendien hebben veel patiënten schuldgevoelens en zelfverwijt als symptomen; dit geldt zowel voor depressie als voor PTSS. Misbruikte kinderen horen bijvoorbeeld vaak van hun ouders of andere daders dat alles hun fout is, en ze geloven tegen alle redelijkheid in dat hun misbruikers gelijk hebben. Frontsoldaten voelen zich vaak verantwoordelijk als ze getuige zijn van de dood van een medesoldaat (*survivor guilt*), ook als de dood hun verantwoordelijkheid niet was (Aakvaag et al.

1

2014). Daarom kan uitleg van de stoornis de patiënt verlossen van zelfverwijt en de behandeling vaak een goede start geven.

De volgende vraag is een cruciale kwestie voor therapeuten die meerdere behandelvormen bieden: welke therapie zal de patiënt waarschijnlijk het best helpen? Verschillende kortdurende psychotherapieën en diverse farmacotherapieën voor PTSS zijn evidence-based. Of kies je voor de combinatie van medicatie en psychotherapie (Schneier et al. 2012)? Ik raad aan om niet dogmatisch te zijn. De meeste therapeuten hebben een voorkeursbehandeling, die ze het vaakst toepassen en waarmee zij zich het vertrouwdst voelen. De behandeling dient echter uit te gaan van *informed consent*. Informed consent betekent een evenwichtige bespreking van de empirisch bewezen opties, de voors en tegens en het empirische bewijs. Als patiënten weten dat er meerdere behandelopties bestaan, beseffen ze dat een andere misschien wel helpt als een behandeling niet aanslaat. De voorkeur van de patiënt is van belang (Markowitz et al. 2016), en als je je patiënt laat zien dat je zijn of haar input waardeert en respecteert, versterkt dat waarschijnlijk de therapeutische alliantie (Cloitre et al. 2002, 2004). Ook dit zorgt ervoor dat de behandeling een goede start heeft. Dit kan erg belangrijk zijn voor patiënten met PTSS, die soms hun omgeving en andere mensen wantrouwen. Verschillende behandelingen kunnen voor bepaalde patiënten ook bepaalde voordelen hebben, zoals we zien in het onderzoek naar variabelen zoals comorbide depressie (zie ▶ H. 13).

Het aanbieden van kortdurende therapie heeft verschillende voordelen boven een psychotherapie met een open einde. Ten eerste is kortdurende psychotherapie vaak evidence-based. Je kunt je patiënt vertellen dat er bewijs is voor de effectiviteit van de behandeling. Ten tweede kent de therapie een redelijk korte duur en een definieerbaar einde. Als de behandeling niet aanslaat, kan de patiënt een alternatieve behandeling zoeken (Markowitz en Milrod 2015). Een onbepaald einde van een behandeling heeft als risico dat er jarenlang goedbedoelde, maar niet-werkende therapie wordt gegeven.

Het derde en misschien wel belangrijkste voordeel van kortdurende therapie is dat veel patiënten met PTSS al decennia leven met de symptomen, soms zelfs hun hele leven. Het duurt vaak jaren voor ze in behandeling gaan: een mediaan van twaalf jaar blijkt uit onderzoek (Wang et al. 2005). Als ze zich aanmelden kan de therapeut een bewezen (maar niet gegarandeerde) behandeling aanbieden die in enkele weken veel symptomen kan verlichten. Deze paradoxale openingszet van een kortdurende behandeling voor een chronische aandoening kan voor een 'therapeutische shock' zorgen. Patiënten denken, of vragen soms: 'Bedoel je dat ik niet zo hoef te leven?' Soms blijven ze sceptisch tot ze verbetering voelen, maar het idee dat ze met een jarenlange aandoening direct geholpen kunnen worden heeft therapeutisch gewicht (Markowitz 1998).

De lezers van dit boek geven waarschijnlijk psychotherapie (of hopelijk psychotherapieën) en hebben, net als bij alle patiënten met stemmings- en angststoornissen, een voorkeur voor psychotherapie boven medicatie (McHugh et al. 2013). Negeer de medicatieoptie echter niet. Farmacotherapie geeft zelden remissie bij PTSS, maar zij kan enorm helpen (Marshall et al. 2001). Schneier et al. toonden in een onderzoek met een kleine steekproef aan dat paroxetine (Seroxat), een SSRI (*selective serotonin reuptake inhibitor* of selectieve serotonineheropnameremmer), in een gecombineerde behandeling de effecten van prolonged-exposuretherapie versterkte en een groter effect gaf dan alleen prolonged exposure (Schneier et al. 2012). Ik heb zelf het idee dat sertraline (Zoloft) beter verdragen wordt, en uit de onderzoeksliteratuur blijkt dat het, net als paroxetine, de PTSS-symptomen verlicht.

1.2 Achtergrond

De best onderzochte behandelingen van PTSS zijn gebaseerd op cognitieve gedragstherapie met exposure, zoals prolonged exposure, *cognitive processing therapy* en EMDR. Dit weerspiegelt de dominantie van CGT in het onderzoek naar angststoornissen in het algemeen (Markowitz et al. 2014). Het CGT-denken beïnvloedt zelfs de DSM-classificatiecriteria voor diagnoses als PTSS. IPT is een nieuwere behandelvorm in het veld van angststoornissen, die een alternatieve, goed verdraagbare benadering kan zijn voor de behandeling van chronische PTSS.

CGT is een behandeling met diverse facetten. Ze bestaat feitelijk uit verschillende behandelvormen, die qua nadruk variëren van cognitieve tot gedragsmatige interventies. Hierdoor kunnen therapeuten die deskundig zijn op het gebied van paniekgerichte behandeling (bijvoorbeeld CGT voor paniekstoornissen) weinig kennis hebben van CGT voor depressie of prolonged exposure voor PTSS. IPT is daarentegen bij verschillende stoornissen herkenbaar hetzelfde gebleven, ondanks de aanpassingen aan bijvoorbeeld psychopathologie en culturele factoren die inherent zijn aan elke behandelpopulatie. Als je dus al bekend bent met IPT voor depressie (nog altijd de bekendste aandoening die wordt behandeld met IPT) en enige ervaring hebt met de behandeling van patiënten met PTSS, is er relatief weinig aanpassing nodig om IPT toe te passen bij PTSS.

Nadat ons onderzoek was gepubliceerd, introduceerde iemand mij op een conferentie als 'de man die CGT dist'. Dit is nooit mijn intentie geweest. Ik ben medeoprichter en lid van de Academy of Cognitive Therapy. Ik ben opgeleid aan Aaron Becks Cognitive Therapy Program in Philadelphia en heb supervisie gegeven aan CGT-therapeuten. Ik geloof dat CGT werkt, en ons onderzoek bevestigde eerdere trials die het positieve effect van prolonged exposure aantoonden. Het is dus niet zo dat ik geen respect heb voor CGT; ik denk alleen niet dat het de enige psychotherapievorm is waar patiënten baat bij hebben. In de geschiedenis van de psychotherapie zien we veel te veel kloven en scholenstrijd, terwijl alle vormen van psychotherapie zouden moeten samenwerken om ervoor te zorgen dat patiënten de beste, empirisch gevalideerde behandelingen krijgen. Voor patiënten die geen op exposure gebaseerde behandeling willen of er niet op reageren, is het goed om een alternatief als IPT te hebben.

IPT in het kort

© Bohn Stafleu van Loghum is een imprint van Springer Media B.V., onderdeel van Springer Nature 2021
J. C. Markowitz, *Interpersoonlijke psychotherapie bij posttraumatische stressstoornis*,
https://doi.org/10.1007/978-90-368-2559-7_2

De mens is een sociaal dier

Baruch Spinoza

2

2.1 Achtergrond

In verschillende handboeken wordt interpersoonlijke psychotherapie (IPT) besproken als een behandeling voor depressie (Klerman et al. 1984) en voor andere psychische stoornissen (Weissman et al. 2000, 2007). Nu we IPT bij PTSS bespreken, kunnen we door gebrek aan ruimte niet zo gedetailleerd op IPT in het algemeen ingaan als die handboeken. Daarom geeft dit hoofdstuk een samenvatting van de basisprincipes van IPT als een kortdurende, op de diagnose gerichte behandeling van psychiatrische stoornissen. Dit is een noodzakelijke samenvatting van een complexe behandeling – IPT is weliswaar niet de gecompliceerdste psychotherapie, maar geen enkele psychotherapie is eenvoudig (lezers kunnen zich voor meer informatie wenden tot de standaardboeken over IPT (Klerman et al. 1984; Weissman et al., 2000, 2015)). In ► H. 3 gaan we in op de toepassing van IPT voor patiënten met PTSS, waarbij de basisprincipes uit dit hoofdstuk worden gehanteerd.

Interpersoonlijke psychotherapie is in de jaren zeventig van de vorige eeuw aan de universiteiten van Yale en Harvard ontwikkeld door Myrna Weissman, wijlen Gerald L. Klerman en hun collega's. Zij baseerden die op empirische data over interpersoonlijke interacties en de relatie tussen stemmingsstoornissen en levensgebeurtenissen (Markowitz en Weissman 2012). IPT was aanvankelijk bedoeld als een behandeling voor de depressieve stoornis (Klerman et al. 1984; Markowitz en Weissman 2012). IPT verlicht niet alleen depressieve symptomen beter dan een controleconditie of medicatie, bij follow-up verbetert IPT ook het interpersoonlijk functioneren, wat bij alleen medicatie niet gebeurt (Weissman et al. 1976). De gecombineerde behandeling van IPT en medicatie werkte bij depressie beter dan een van de twee op zichzelf (DiMascio et al. 1979). Sindsdien heeft een reeks RCT's herhaaldelijk de effectiviteit van IPT aangetoond, ook voor unipolaire depressie bij verschillend populaties, eetstoornissen (Weissman et al. 2000), als aanvullende behandeling bij een bipolaire stoornis (Frank et al. 2005) en in mindere mate voor sommige angststoornissen (Markowitz et al. 2014) en andere stoornissen. Onderzoekers hebben IPT vervolgens aangepast voor verschillende diagnoses, behandelformats en patiëntenpopulaties met verschillende culturele achtergronden. Meestal staan deze aanpassingen in de handleidingen die de basis-IPT-behandeling op maat snijden voor de desbetreffende klinische groep. Dit boek is een uitbreiding van de handleiding die we gebruikten in onze door de NIMH gesubsidieerde onderzoekstrial (Markowitz et al. 2015).

IPT is gebaseerd op de theorieën over hechting en interpersoonlijk functioneren, afgeleid van Harry Stack Sullivan (1953), John Bowlby (1969) en anderen (Klerman et al. 1984; Markowitz et al. 2009; Lipsitz en Markowitz 2013). Deze therapievorm benadrukt dat mensen sociale dieren zijn en verbindt de gevoelens van de patiënt met hun interpersoonlijke context. IPT verbindt de interpersoonlijke theorie met interventies die praktisch, pragmatisch en klinisch relevant zijn.

2.2 Basisprincipes

Klerman en Weissman zagen dat depressieve mensen zich terugtrokken uit sociale interacties, minder spraken, minder actief waren en minder goed functioneerden (Klerman et al. 1984). Depressieve mensen worden passief, worden hulpeloos en hopeloos, en zijn geneigd op te geven. Klerman en Weissman wisten ook dat depressieve episodes vaak werden uitgelokt door interpersoonlijke gebeurtenissen. Op grond van deze theorieën en bevindingen ontwikkelden zij een kortdurende behandeling die gericht was op de diagnose (namelijk depressie) en die uitging van de volgende kernprincipes:
1. Depressie is een medische ziekte.
2. Levensgebeurtenissen zijn van invloed op de stemming, en de stemming is van invloed op hoe er met de omgeving omgegaan wordt.

2.2.1 Depressie is een medische ziekte

Het definiëren van depressie als een *medische* ziekte was in de jaren zeventig een revolutionair idee. Hopelijk is het vandaag de dag geaccepteerd. Talcott Parsons (1951) en anderen hebben de sociale rol van de medische patiënt beschreven: ziek zijn is een sociaal geaccepteerde rol met privileges (niet naar je werk hoeven omdat je ziek bent) en verantwoordelijkheden (een goede patiënt zijn, je best doen om beter te worden). Uit onderzoek bleek dat depressie minstens net zo invaliderend was als veel andere medische diagnoses (Stewart et al. 1989). Daarom hebben Klerman en Weissman depressie gemedicaliseerd als *een invaliderend maar behandelbaar probleem, dat niet de fout is van de patiënt* (Klerman et al. 1984).

Als depressie een ziekte is, houdt dat in dat patiënten niet kan worden verweten dat ze deze aandoening hebben, vooral niet door henzelf. Net als bij een infectie of astma is de depressie zelf verantwoordelijk voor de klachten. Hoewel depressie vandaag de dag veel meer dan in de jaren zeventig wordt gezien als een medische aandoening, verwijten patiënten zichzelf nog altijd dat ze deze ziekte hebben. Daarom is bij patiënten met schuldgevoelens het toeschrijven van de 'schuld' aan de ziekte zelf – door schuldgevoelens te herkennen als een symptoom van depressie – nog altijd een zeer nuttige interventie. IPT-therapeuten proberen de patiënt te steunen door de schuld naar de depressie te verplaatsen, of naar de lastige omgeving waar de patiënt mee te maken heeft.

2.2.2 Levensgebeurtenissen zijn van invloed op de stemming en vice versa

Op grond van het kwetsbaarheid-stressmodel gaat IPT ervan uit dat stemmingsstoornissen niet optreden in een vacuüm, maar binnen een interpersoonlijke context. Schokkende gebeurtenissen lokken een ontregelde stemming uit, en een sombere stemming veroorzaakt weer meer negatieve gebeurtenissen. Zo kan een ernstige levensgebeurtenis aanleiding zijn voor een depressieve episode bij iemand die hier kwetsbaar voor is. Als iemand depressieve symptomen heeft ontwikkeld, wordt het leven vaak slechter: hij slaapt slecht, wordt moe en gedesorganiseerd wakker, heeft moeite met concentratie, kan zijn sleutels niet vinden als hij het huis uit gaat, mist de trein, komt te laat op zijn werk en krijgt daardoor een conflict met zijn collega's. Deze negatieve gebeurtenissen voeden de reeds

2

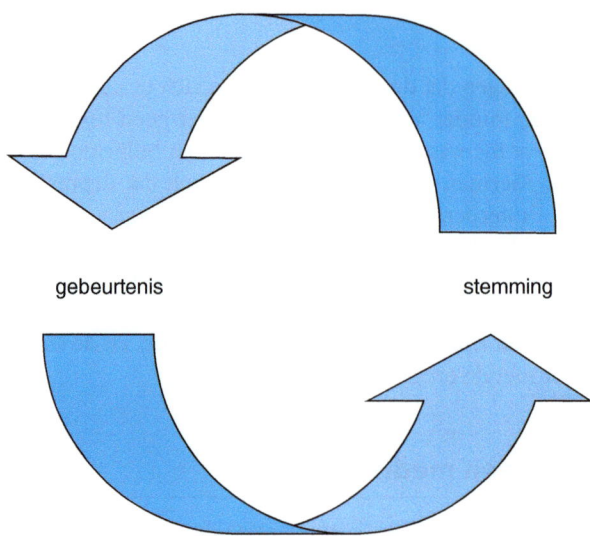

gebeurtenis   stemming

■ **Figuur 2.1**   Interactie van stemming en gebeurtenissen

gedeprimeerde stemming en dragen bij aan een gevoel van hulpeloosheid en nutteloosheid. Dit zorgt voor nog slechter functioneren in een doorgaande negatieve spiraal (zie
■ fig. 2.1).

IPT gebruikt dit patroon bij de behandeling van depressie en werkt zowel op 'macro-' als 'microniveau'. In het grotere plaatje wordt de patiënt geholpen het ontstaan of de verergering van de depressieve symptomen te relateren aan een levensgebeurtenis. Deze relatie kan in beide richtingen worden gelegd: de gebeurtenis lokt de depressieve episode uit, of een depressieve episode kan negatieve levensgebeurtenissen uitlokken. De richting maakt minder uit dan het verband op zich: de therapeut wil dat de patiënt begrijpt dat gebeurtenissen van invloed zijn op de stemming en *vice versa*.

Er zijn vier interpersoonlijke probleemgebieden waar IPT op focust, die alle vier gebaseerd zijn op empirisch bewijs. Elk gebied vertegenwoordigt een crisis: de dood van een belangrijke ander (*rouw*); problemen met een belangrijke ander (*een interpersoonlijk conflict*); een belangrijke verandering in het leven, zoals het begin of einde van een baan of relatie, of de diagnose van een ernstige ziekte (*een rolverandering*). Als geen van deze levensgebeurtenissen zich heeft voorgedaan, dan is er een restcategorie met de (helaas) misleidende naam *interpersoonlijke tekorten*. Dit kan beter gezien worden als de afwezigheid van levensgebeurtenissen bij een invaliderende situatie met veelal chronisch sociaal isolement (Weissman et al. 2007).

Nadat in de eerste sessies (meestal sessie 1–3 in een behandeling van 12–16 wekelijkse sessies; indien mogelijk minder dan drie sessies) zorgvuldig de geschiedenis in kaart is gebracht, kan de therapeut een formulering geven (Markowitz en Schwartz 2007).

» 'Je hebt me veel nuttige informatie gegeven. Mag ik vragen of ik je verhaal begrijp?'

Vervolgens vat de therapeut de ziektegeschiedenis van de patiënt samen, stelt vast dat hij lijdt aan een depressie en verbindt dit aan een levensgebeurtenis.

> 'Zoals we hebben besproken heb je alle symptomen van een depressie, en je had een score van 25 op de Hamilton Depression Scale (Hamilton 1960), wat aangeeft dat je depressie behoorlijk ernstig is. Daar kun je je hopeloos door voelen, dat is namelijk een van de symptomen van een depressie, maar het is een behandelbare aandoening, en je hebt een goede kans op herstel. Je vertelde dat de symptomen waarschijnlijk begonnen nadat je dochter overleden is, een verschrikkelijke gebeurtenis die we "rouw" noemen. Het lijkt erop dat dat je leven bijna tot stilstand heeft gebracht. Ik stel voor dat we de resterende negen weken van je behandeling focussen op wat dit verschrikkelijke verlies voor jou betekent, hoe je kunt omgaan met de pijnlijke gevoelens die het met zich meebrengt en hoe jij je leven weer op kunt pakken. Lijkt dit je zinvol?'

Meestal stemt de patiënt in met de formulering, die de focus van de behandeling wordt. Zo wordt op een breed, structureel niveau het verband tussen de stemming (stoornis) en de levensgebeurtenis de focus van de IPT-behandeling. De formulering maakt dit verband op een steunende en structurerende manier expliciet voor de vaak overweldigde en verbijsterde patiënten (Markowitz en Swartz 2007; Weissman et al. 2007).

Soms levert het verhaal van de patiënt verschillende plausibele formuleringen op, maar er wordt slechts één probleemgebied (heel soms twee)[1] als focus gekozen. De formulering werkt structurerend doordat het complexe verhaal van de patiënt tot een overzichtelijk geheel wordt vereenvoudigd: 'Er is iets naars gebeurd, jij bent getraumatiseerd, en laten wij nu bekijken wat PTSS doet met jouw interpersoonlijke leven.' Gewoonlijk kies je dat als focus wat emotioneel het meest raakt en daarmee om verandering vraagt.

Tijdens iedere sessie legt de therapeut op 'micro'-niveau een verband tussen stemming en gebeurtenissen. Elke sessie begint hij met de vraag:

> 'Hoe is het gegaan sinds ons vorige gesprek?'

Dit levert een van de twee mogelijke antwoorden op: of een stemming ('Ik voelde me verschrikkelijk'; 'Ik was zo depressief') of een gebeurtenis ('Het was mijn verjaardag'; 'Ik ben ontslagen'; 'Ik had weer ruzie met mijn vrouw'). Als de patiënt met een gebeurtenis komt, is de volgende vraag:

> 'Hoe voelde jij je daardoor?'

Zo heeft de IPT-therapeut na twee vragen een recente, affectief beladen gebeurtenis vastgesteld die een ideaal doel vormt voor psychotherapie. Als zowel de stemming als de gebeurtenis negatief is – zoals in het begin van de behandeling meestal het geval is – leeft de therapeut mee en probeert vervolgens de gebeurtenis met de patiënt te reconstrueren, zodat beiden begrijpen waarom en wanneer de gebeurtenissen een negatieve wending kregen.

> 'Wat zei jij? … Wat zei hij? … Hoe voelde jij je toen? … Wat zei jij toen?'

Deze volgorde helpt bij het vaststellen van de stemmingsfluctueringen van de patiënt, van dissonanties tussen wat hij voelde en wat hij vertelde en het geeft een beeld van de interpersoonlijke stijl van de patiënt tijdens een interactie. Na de reconstructie helpt de therapeut bij het herkennen van inadequate interpersoonlijke patronen en het verplaatsen van de vaak overmatige schuldgevoelens naar de depressieve symptomen, of naar de

---

1   In Nederland wordt meestal gekozen voor één focus. Een uitzondering kan bij bijvoorbeeld adolescenten voorkomen, die nog veel moeten leren op het vlak van interpersoonlijke vaardigheden. Dan vormt dit een tweede aandachtsgebied.

andere partij in de interactie ('Het is moeilijk om andere mensen te confronteren als je je zo drepressief voelt.'). Daarna exploreert de therapeut samen met de patiënt of er alternatieve opties zijn om met een dergelijke situatie om te gaan. Ze proberen deze uit in een rollenspel, zodat de patiënt vertrouwd raakt met zelfbevestiging, confrontatie en andere niet-depressieve interpersoonlijke vaardigheden (Weissman et al., 2007).

Dit is de kern van IPT. Enkele principes die inherent zijn aan deze benadering zijn:

- Stemmingsstoornissen bestaan binnen een interpersoonlijke context en kunnen behandeld worden door verbetering van de interpersoonlijke omgeving.
- Het oplossen van een interpersoonlijke crisis moet niet alleen je levensomstandigheden verbeteren, maar ook je stemming.
- Zelfs tijdens een overweldigende interpersoonlijke crisis waarin je je passief, hulpeloos en hopeloos voelt, kun je de regie over je leven in handen nemen en je omstandigheden verbeteren.
- *IPT ontwikkelt sociale vaardigheden.* Het moge duidelijk zijn waarom: de therapie richt zich bijna helemaal op het herkennen en valideren van affecten in interpersoonlijke situaties, en de behandeling helpt de patiënt de gevoelens te gebruiken om interpersoonlijke situaties te verbeteren.

Deze principes zijn gestaafd door meerdere RCT's, de gouden standaard van klinisch onderzoek.
Deze principes zijn gestaafd door meerdere RCT's, de gouden standaard van klinisch onderzoek.

Andere belangrijke aspecten van IPT zijn:

- *Het mobiliseren van sociale steun.* De ervaring dat je niet alleen bent, maar dat er mensen zijn op wie je kunt rekenen en tot wie je je kunt wenden, helpt enorm bij de preventie of verlichting van veel vormen van psychopathologie, zoals depressie en PTSS (Markowitz et al. 2009). Het is een grote opluchting als je met iemand over je angsten en zorgen kunt praten en als je ze niet langer met je mee hoeft te dragen als een verschrikkelijk geheim en hierin bevestiging en steun krijgt. Daarom is het een van de doelen van IPT om de patiënt te helpen bij het bepalen, versterken en gebruiken van sociale steun.
Tijdens het uitvragen van de voorgeschiedenis maakt de therapeut in de eerste sessie een *interpersoonlijke inventarisatie* (Weissman et al. 2007), niet alleen om een beeld te krijgen van hoe de patiënt zich tot anderen verhoudt, maar ook wie die anderen zijn. Zijn er mogelijke steunfiguren, zelfs als de patiënt door wantrouwen, angst, depressie of PTSS niet met hen omgaat? Wie in de omgeving van de patiënt kan er juist voor problemen zorgen (en misschien een interpersoonlijk conflict creëren dat de focus van behandeling kan worden)? De mensen uit de interpersoonlijke inventarisatie spelen vaak een rol in de behandeling.
- *Het stellen van een tijdslimiet.* Tijdsdruk kan wonderen doen. Niet alle stoornissen lenen zich voor een kortdurende behandeling, maar stemmings- en angststoornissen zeker wel. Als je een patiënt vertelt dat hij of zij in een bestek van weken de behandeling zal voltooien en zich waarschijnlijk beter zal voelen, geeft dat verschillende therapeutische voordelen. Je geeft patiënten die zich hopeloos voelen een constructieve paradox: hoe kan mijn therapeut echt denken dat ik zo snel beter zal worden, terwijl ik betwijfel of ik überhaupt beter zal worden? Daarnaast brengt het tijdsbestek de therapeut en de patiënt in beweging. Het is een krachtige aansporing voor depressieve en angstige patiënten die zich passief, hulpeloos en hopeloos voelen.

— *Wel of geen medicatie?* Het medische model van IPT sluit goed aan bij farmacotherapie. Net zoals een diabetespatiënt gedragsinterventies (psycho-educatie, bewegen,
regelmatig bloedsuikerspiegel meten, etc.) en insuline krijgt, kan een depressieve
patiënt baat hebben bij IPT en antidepressiva. Niet alle psychotherapieën hebben
deze theoretische compatibiliteit met medicatie.

2.3 Therapeutische houding

De houding van de IPT-therapeut is stimulerend, steunend en optimistisch. Daarmee
bedoel ik niet een zoetsappige uitstraling die het lijden bagatelliseert, waardoor
de patiënt zich juist onbegrepen voelt (Markowitz en Milrod 2011). De therapeut
erkent juist het lijden van de patiënt en helpt hem de pijnlijke affecten te ervaren en te
verdragen in plaats van ze te vermijden. Vervolgens helpt hij de patiënt het nut in te zien
van gevoelens als boosheid, verdriet en angst. De patiënt lijdt pijn, maar er is hoop op
interpersoonlijke opbrengsten en symptomatisch herstel. De eerste boodschap is: 'Je lijdt
pijn … maar er is hoop.'

De IPT-therapeut probeert tijdens de behandeling van de hoofdstoornis een steunende coach en een deskundige te zijn. Hij stimuleert de patiënt zijn of haar krachten
te herkennen, ook als de symptomen deze verhullen. De therapeut geeft geen suggesties, maar vraagt: 'Welke opties heb je?', en indien nodig: 'Wat heb je eerder geprobeerd?'
De therapeut verschuift de onterechte schuld van de patiënt naar de depressieve stoornis of de interpersoonlijke omgeving en gaat niet mee in de depressieve zelfkritiek van
de patiënt. De patiënt op zijn beurt krijgt tijdens de behandeling waardering voor zijn
prestaties: de therapeut maakt bijvoorbeeld duidelijk dat het de patiënt is die een nieuwe
interpersoonlijke benadering heeft uitgeprobeerd of een verandering in zijn leven heeft
doorgevoerd, en dat dit actieve werk voor de therapeutische opbrengst heeft gezorgd.

IPT-therapeuten bieden excuses aan als ze vergissingen hebben gemaakt of als de
patiënt zich binnen de interactie gekwetst voelt. Ze gebruiken gewoonlijk geen zelfonthulling, maar streven evenmin een neutrale, onbewogen houding na: ze proberen fat-
soenlijk interpersoonlijk gedrag voor te doen.

2.4 Fases van IPT

De behandeling is onderverdeeld in drie logische fases.

■ **Fase 1: beginfase**
In de beginfase, meestal sessie 1–3 van 12, stelt de therapeut zichzelf voor en begint
met het uitvragen van de persoonlijke geschiedenis. Hierbij wordt gewoonlijk een
meetinstrument gebruikt om de hoofddiagnose te beoordelen: bijvoorbeeld de Hamilton
Depression Rating Scale (Hamilton 1960). Bij het uitvragen van de voorgeschiedenis
focust de therapeut op interpersoonlijke onderwerpen. Doelen zijn onder meer:
— Een beeld krijgen van de patiënt en hoe hij functioneert in een interpersoonlijke context. Hoe interacteert de patiënt gewoonlijk met anderen? Is de patiënt te goed van
vertrouwen of juist te wantrouwend? Hoe gaat hij om met boosheid? (Veel depressieve en angstige patiënten onderdrukken dit als een 'slecht' gevoel en uiten het niet.)
Zijn er onaangepaste (depressieve) patronen in relaties?

2

- Een interpersoonlijke inventarisatie maken van relaties, zowel nabij als op afstand, vanaf de kindertijd, maar gefocust op het heden omdat deze relaties nog beïnvloed kunnen worden. Wie zijn de belangrijke mensen in het leven van de patiënt? Wie verschaft daadwerkelijke en potentiële sociale steun? Wie draagt mogelijk bij aan de problemen van de patiënt?
- Als de patiënt eerder in therapie is geweest, is het de moeite waard om te bespreken hoe hij zich daarin voelde. Protesteerde de patiënt ooit tegen iets wat de therapeut zei? Zo ja, dacht de patiënt het alleen of sprak hij dit ook uit? IPT-therapeuten werken niet met overdracht, en de focus van IPT ligt gewoonlijk buiten de therapieruimte. Desalniettemin achten IPT-therapeuten de therapeutische alliantie van cruciaal belang en erkennen deze als een situatie waarover de patiënt gevoelens kan hebben en uiten. Een IPT-therapeut kan bijvoorbeeld zeggen: 'Als er iets is waardoor jij je hier onprettig voelt, vertel het dan alsjeblieft. Ik probeer je niet te ergeren, en als dat wel gebeurt, kan dat juist een onderwerp zijn dat de moeite van het bespreken waard is' (Markowitz et al. 2007).
- De tijdslimiet vaststellen. IPT voor depressie bestaat gewoonlijk uit twaalf wekelijkse sessies (of 8, of 16, maar het is belangrijk dat je een getal kiest en je daaraan houdt). Het is niet echt duidelijk wat een optimale 'dosis' psychotherapie is – bij onderzoek naar farmacotherapie wordt gewoonlijk een bepaalde te onderzoeken dosis gebruikt, maar dat geldt maar voor weinig psychotherapieresearch. Het belang van een tijdslimiet is dat die een gevoel van urgentie geeft om vooruitgang te boeken in de therapie.
- Het medische model aanreiken: depressie is een behandelbare ziekte.
- De formulering maken.
- Andere logistieke kwesties: wekelijkse afspraken vastleggen met plannen voor onvoorziene situaties, anticipatie op vakanties et cetera.

■ **Fase 2: middenfase**

Als de patiënt instemt met de formulering van de therapeut – dit is bijna altijd het geval – begint de *middenfase* van IPT (sessie 4–9). Deze richt zich op het interpersoonlijke probleemgebied uit de formulering. Elke sessie begint met de openingszin ('Hoe is het gegaan sinds ons vorige gesprek?'), waarna de therapeut specifieke strategieën gebruikt voor het exploreren van de gevoelens van de patiënt in interpersoonlijke situaties. Deze strategieën verschillen ietwat voor rouw, interpersoonlijk conflict, rolverandering en interpersoonlijke tekorten, maar de basisthema's zijn dezelfde: Hoe voel je je? Wat vertelt dat gevoel (of die gemengde gevoelens: het is mogelijk om er meer dan een te hebben) je over je interpersoonlijke situatie? Is het gezien je situatie redelijk om je zo te voelen? En als het redelijk is om je verdrietig/boos/angstig te voelen, wat kun je dan met dat gevoel doen? Welke opties heb je?

Vervolgens worden haalbare opties geoefend in een rollenspel, zodat de patiënt vertrouwd raakt met het daadwerkelijk gebruiken van gevoelens. Dit betekent vaak het opkomen voor zichzelf tegenover andere mensen.

Bij *rouw* is een belangrijke ander overleden en de patiënt is depressief geworden. Het doel is om de patiënt te helpen bij het rouwen en zijn leven te vervolgen. Doelen bij de behandeling van rouw zijn onder meer:
- *Verdragen van het affect.* Veel patiënten zijn bang geweest om te rouwen, ze denken dat het affect overweldigend en destructief zal zijn. 'Als ik begin met huilen houd ik nooit meer op; ik stort helemaal in elkaar.' IPT-therapeuten proberen het affect te normaliseren door ruimte te maken voor catharsis en het verwerken van emoties. De

therapeut vraagt waarom de verlorene en de relatie belangrijk waren: 'Wat mis je aan – ? Wat mis je aan jullie relatie?' Na verloop van tijd kunnen ook gemengde gevoelens onderzocht worden, zelfs als (of eerder *omdat*) veel depressieve patiënten het vreselijk vinden dat ze een overledene misschien niet aardig vinden of zelfs een hekel aan hem hebben. 'Wat vond je niet leuk? ... Elke relatie kent fricties, problemen ... Het is mogelijk om tegelijkertijd iemand lief te hebben en een hekel aan hem te hebben.'

— *Het hervinden van een richting.* Veel patiënten die met rouw worstelen hebben het gevoel te zijn vastgelopen, ze voelen zich leeg en in het nauw gedreven. Ze zijn soms met werken gestopt om voor een ziek familielid te zorgen en hebben nu geen baan of relatie meer. Als patiënten hun gevoelens uiten en zich beter beginnen te voelen, dienen ze geholpen te worden bij het vinden van andere sociale steun om de verloren relatie te compenseren en een nieuw doel en een nieuwe richting in het leven te krijgen.

Patiënten met een *interpersoonlijk conflict* verliezen steevast de strijd binnen een relatie. Het concept van een interpersoonlijk conflict is dat beide leden binnen een relatie hun behoeften hebben, wat ze prettig en onprettig vinden. Hopelijk bereiken ze een compromis dat leidt tot wederzijdse tevredenheid. Depressieve en angstige mensen vermijden vaak de confrontatie; ze zien boosheid als een 'slecht' gevoel en geven vaak toe aan de eisen van de ander zonder hun eigen wensen en behoeften te uiten. Het doel van de behandeling van een interpersoonlijk conflict is om de patiënt (1) te helpen bij het herkennen dat ongelijkheid binnen een belangrijke relatie bijdraagt aan de depressieve episode, en (2) te leren hun relatie anders vorm te geven, zodat er een rechtvaardiger en bevredigender evenwicht ontstaat.

Patiënten in een *rolverandering* bevinden zich midden in een overweldigende verandering in het leven. Dat kan een verandering in een relatie zijn (trouwen, scheiden), verandering van baan, verhuizing, de geboorte van een kind, de diagnose van een ernstige ziekte of een andere ontregelende levensgebeurtenis. Dit geldt duidelijk voor PTSS, een stoornis die per definitie wordt gedefinieerd door een levensgebeurtenis. De behandeling van een rolverandering lijkt op die van rouw, hoewel er niemand is overleden. De structuur van een 'rolverandering' helpt de patiënt het verband te leggen tussen de levensverandering en de stemmingsverandering: de therapeut stimuleert de patiënt door dit te bevestigen. Als de patiënt zich aanpast aan de verandering, wordt het vaak rustiger.

Net als bij rouw zien patiënten het verleden vaak als stabieler en gelukkiger, en het heden als ellendig en hopeloos. De therapeut onderzoekt hoe de patiënt zich voelt over het verlies van de oude rol ('Wat was er goed aan om getrouwd te zijn?'), terwijl hij hem aanmoedigt te rouwen om wat er verloren is gegaan. Tegelijkertijd helpt hij de patiënt de beperkingen te zien van de vroegere rol en weegt hij de positieve en negatieve aspecten van de nieuwe rol af. Zelfs moeilijke nieuwe rollen hebben gewoonlijk enige positieve kanten.

Het laatste IPT-probleemgebied is '*interpersoonlijke tekorten*', waarbij er in de geschiedenis van de patiënt geen centrale levensgebeurtenis is waar de IPT zich gewoonlijk op richt. Er is niemand overleden, en er is geen sprake van een interpersoonlijk conflict of rolverandering. De therapeut focust dan op het vaak chronische sociale isolement van de patiënt en legt uit dat dit isolement of sociale problemen bijdragen aan de depressieve stemming. Het doel is om voorzichtig sociale vaardigheden te ontwikkelen zodat de patiënt zich meer op zijn gemak voelt bij interacties en de sociale steun in zijn omgeving.

2

■ **Fase 3: eindfase**

De laatste sessies vormen de *eindfase*. Hier zijn meerdere doelen te formuleren, zoals het bestendigen van de therapieopbrengsten, het omgaan met het naderende einde en de scheiding van de therapeut, en het kijken naar de toekomst. Als de patiënt zich beter voelt, vraagt de IPT-therapeut: 'Waarom voel jij je beter?' Het antwoord leidt gewoonlijk tot het inzicht dat de toestand van de patiënt door zijn of haar eigen inspanningen is verbeterd. Patiënten schrijven de verbetering vaak toe aan de therapeut. Echter, de patiënt die zich hopeloos en passief voelde, moet vooral aan het einde van de behandeling een indruk krijgen van zijn eigen kracht en zelfstandigheid. De structuur van IPT maakt duidelijk dat de therapeut een nuttige coach was, maar dat de patiënt het zware werk heeft verricht, bijvoorbeeld het beëindigen van een interpersoonlijk conflict. Dit is een gelegenheid om de tijdens de behandeling door de patiënt ontwikkelde interpersoonlijke vaardigheden te bepalen en te bekrachtigen.

Het kan voorkomen dat de symptomen door de IPT verlicht worden, maar dat de patiënt toch klachten blijft houden. In dergelijke gevallen kan het goed zijn om de huidige behandeling af te sluiten, maar een nieuw behandelcontract op te stellen voor voortgang van IPT. Ook als de symptomen in remissie zijn, maar er een groot risico is op terugval, heeft een IPT op onderhoudsbasis – wellicht met een lagere frequentie, zoals eens in de twee weken of eens in de maand – een bewezen beschermend effect (Frank et al. 1990, 2007). Als de toestand van de patiënt niet significant verbeterd is, kan de afronding een gelegenheid zijn om te bekijken welke opbrengsten de behandeling niettemin heeft gehad. Vaak is er enige interpersoonlijke progressie merkbaar, maar heeft die geen effect gehad op de symptomen. Het is dan belangrijk om te benadrukken dat niet de patiënt, maar de therapie heeft gefaald. Dit medische model doet denken aan een farmacotherapeutische trial: als een behandeling niet werkt, is dat teleurstellend, maar gelukkig zijn er alternatieven. Het is van wezenlijk belang dat de patiënt dit niet aan zichzelf wijt en niet ontmoedigd raakt om een andere, mogelijk beter aansluitende therapie te zoeken (Markowitz en Milrond 2015).

De scheiding van de therapeut geeft veelal verdriet, maar de patiënt kan diverse gevoelens over het einde van de therapie verdragen. Zo kan er angst ontstaan om op eigen kracht te moeten functioneren, opluchting om niet langer naar de sessies te hoeven et cetera. IPT gaat niet in op overdracht, maar op de emotionele reactie van de patiënt bij het beëindigen van wat hopelijk een nuttige relatie was.

De afsluiting is ook een moment om stil te staan bij mogelijke problemen in de toekomst. Welke interpersoonlijke aspecten zijn nog niet opgelost, en hoe zou de patiënt hiermee willen omgaan? Welke problemen zullen zich waarschijnlijk na verloop van tijd aandienen?

IPT bij PTSS

© Bohn Stafleu van Loghum is een imprint van Springer Media B.V., onderdeel van Springer Nature 2021
J. C. Markowitz, *Interpersoonlijke psychotherapie bij posttraumatische stressstoornis*,
https://doi.org/10.1007/978-90-368-2559-7_3

3

Om een verschil te zijn, moet een verschil het verschil maken.

Gertrude Stein

Dit boek is gebaseerd op de handleiding waarin IPT is aangepast voor therapeuten die deelnamen aan een onderzoek naar een veertien weken durende therapie voor een chronische posttraumatische stressstoornis (PTSS). Het boek is bedoeld als een leidraad voor behandeling, als een uitbreiding van de basishandleiding voor IPT (Weissman 2007) en als een hulpmiddel voor supervisie bij IPT. *IPT voor PTSS kent enkele aanpassingen van de standaard-IPT voor depressieve stoornis, maar als je eerder met IPT hebt gewerkt, is de basis hetzelfde.* Dat was ook de ervaring van de IPT-therapeuten in onze RCT (Markowitz et al. 2015) die eerder patiënten met een depressieve stoornis hadden behandeld. Toen we in 2008 met het onderzoek begonnen, vertelden we de therapeuten dat een open trial van IPT voor PTSS zeer bemoedigende resultaten had opgeleverd (Bleiberg en Markowitz 2005) en dat dat ook gold voor een gerandomiseerde trial van groeps-IPT voor PTSS (Krupnick et al. 2008).

De IPT-therapeuten in de gerandomiseerde trial mochten geen op exposure gebaseerde interventies doen. Dat betekende dat ze de patiënten niet mochten aanmoedigen om beangstigende triggers van traumatische gebeurtenissen onder ogen te zien en eraan te wennen. IPT gebruikt op zichzelf geen exposure, maar we wilden dat duidelijk was dat er geen exposure plaatsvond. De zuiverheid van de verschillende psychotherapeutische benaderingen werd bewaakt door IPT-supervisie en het scoren van de getrouwheid aan IPT. Dit gebeurde door onafhankelijke beoordelaars die luisterden naar de therapie-opnames. Voor IPT hebben we zelfs een item toegevoegd (zie ◘ fig. 3.1).

Exposuretherapie (in dit geval prolonged exposure) en IPT gaan beide uit van de aanname dat de patiënt een traumatische gebeurtenis heeft meegemaakt: een trauma is nodig voor de diagnose PTSS. Exposure based therapieën focussen vervolgens op de reconstructie van de vaak verwarrende herinneringen aan het trauma, stellen een hiërarchie op van beangstigende triggers en stellen de patiënt hier aan bloot, totdat gewenning optreedt en de patiënt zich niet langer angstig voelt. IPT gebruikt echter een volstrekt andere benadering.

◘ Tabel 3.1 is een samenvatting van de verschillen tussen IPT en op exposure gebaseerde behandelingen voor PTSS.

De IPT-elementen zijn niet veranderd; er is een begin-, midden- en eindfase. De therapeut legt PTSS aan de patiënt uit aan de hand van een medisch model: het is een invaliderende stoornis die niet de fout van de patiënt is. De focus van de behandeling blijft emoties en interpersoonlijke omstandigheden. We hebben IPT wel enigszins aangepast om de specifieke problemen van patiënten met chronische PTSS aan te pakken.

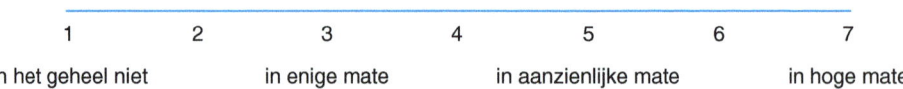

In welke mate moedigde de therapeut de patiënt aan om zichzelf bloot te stellen aan beangstigende triggers van het trauma?

1	2	3	4	5	6	7
in het geheel niet		in enige mate		in aanzienlijke mate		in hoge mate

◘ **Figuur 3.1**   Item voor getrouwheid aan het achterwege laten van exposure

◼ **Tabel 3.1**   Verschillen tussen exposuretherapieën en IPT

	exposuretherapie	IPT
focus	traumatische gebeurtenis(sen) – narratief van het trauma – triggers van het trauma	huidige interpersoonlijke relaties
behandelprincipe	– exposure aan traumatriggers – gewenning vermindert de angst	interpersoonlijke emoties, hechting, steun
doel	reconstrueren traumageschiedenis; gewenning aan traumatriggers	verbetering en herstel emotionele beleving en interpersoonlijk functioneren
tijdelijke focus	focus grotendeels op de periode van het trauma/de trauma's en op wat er is gebeurd	het heden, focus op interpersoonlijke gevolgen van het trauma
bespreking trauma	de hele tijd, uitgebreid	minimaal, bij aanvang
boodschap aan patiënt	zie je angsten onder ogen en ze zullen verdwijnen	je emoties kunnen je helpen bij je relaties en bij beslissingen wie je kunt vertrouwen: sommige mensen kunnen steun geven
huiswerk	ja, dagelijks	geen

3.1 Affectieve afstemming

Een klinisch verschil tussen patiënten met een depressie en patiënten met chronische PTSS is dat de eersten makkelijk kunnen vertellen hoe zij zich voelen, terwijl de laatstgenoemde groep vaak aangeeft dat ze gevoelloos, bijna alexithymisch zijn (Markowitz et al. 2009). Daarom is het van wezenlijk belang dat deze patiënten (opnieuw) contact maken met hun emoties. Het is therapeutische winst wanneer patiënten geholpen worden emoties te verdragen die zij als gevaarlijk beschouwen. Als ze vervolgens leren inzien dat deze schijnbaar gevaarlijke emoties sociaal gedrag kunnen sturen, voegen ze een dimensie toe aan hun interpersoonlijke vaardigheden. Daarom wijden we ons in de eerste weken, soms zelfs de helft van de 14 weken, aan de ontwikkeling van een emotioneel vocabulaire: op wat voor manier is de patiënt 'van streek'? Hoe kun je dat gevoel noemen? Is het een redelijke reactie op de situatie? Wat vertelt het je over de situatie? Een van de doelen van IPT bij PTSS is dat de patiënten zich op hun gemak gaan voelen bij de emoties die ze wanhopig vermeden, vooral negatieve affecten als boosheid, verdriet en angst. Een ander doel is dat zij de gelegenheid krijgen om te overdenken wat deze emoties voor hen betekenen.

IPT is kortdurend, en deze beperking zet de patiënt onder druk om in de behandeling en in het dagelijks leven vooruitgang te boeken. Het verdragen van affecten is echter niet een onderwerp om er even door te jagen. Een therapeut geeft het voorbeeld en laat de patiënt ervaren dat *emoties weliswaar krachtig zijn, maar niet gevaarlijk*. Je kunt dit bereiken door te wachten en stil en aandachtig bij de patiënt te zijn als hij iets voelt. Daardoor heeft hij de ruimte om erover na te denken, de emoties te 'overleven' en hopelijk de relevantie te zien voor een interpersoonlijke situatie. Als je patiënt heel boos of verdrietig is, voel jij je misschien ook niet op je gemak, maar het is jouw taak om hem bij te staan en aan te moedigen, evenwichtig te zijn en te laten zien dat jij niet bang bent voor de emotie. Verandering van onderwerp of snel verder gaan, geeft de patiënt de boodschap dat je emoties vermijdt, en dat is precies wat je niet wilt overbrengen. Dit is een belangrijk verschil tussen een op affect gefocuste therapie en andere benaderingen.

Zodra de patiënt in contact is met zijn gevoelens en de therapeut de patiënt geholpen heeft bij het normaliseren ervan, is het tijd voor de volgende stap: het gebruiken van deze gevoelens tijdens interpersoonlijke interacties, vaak door ze onder woorden te brengen.

Veel patiënten met chronische PTSS weten niet goed of ze zich ooit wel meer bewust waren van hun gevoelens en dit besef na de ontwikkeling van PTSS verloren zijn, waardoor ze gevoelloos zijn geworden. Er zijn personen die altijd betrekkelijk alexithymisch zijn geweest en dus in staat waren te leven zonder zich bewust te zijn van hun gevoelens, tot de druk van de emotionele reactie te groot werd en ze overweldigd raakten.

De eerste groep kan gemakkelijker te behandelen zijn; de patiënt kan eenvoudigweg worden teruggebracht naar iets waar hij zich eerder wel bewust van is geweest in plaats van een emotioneel begrip en vocabulaire vanaf nul te moeten opbouwen. Vanuit het IPT-perspectief maakt het echter niet uit hoe het is gekomen dat de patiënt niet in contact staat met zijn emoties. Het gaat erom dat de patiënt emotioneel onthecht en gevoelloos is en dat PTSS dit veroorzaakt of verergerd heeft. En het gaat erom dat het begrijpen van gevoelens essentieel is om interpersoonlijke interacties te analyseren, te bepalen wie in de omgeving potentieel betrouwbaar is en wie tot sociale steun kan zijn of juist niet.

3.2 Focus op de interpersoonlijke nawerkingen van trauma

Exposuretherapieën focussen op de reconstructie van het trauma dat de patiënt heeft ervaren en dus op het verleden. IPT erkent dat de patiënt een ernstig trauma heeft opgelopen, maar probeert de traumatische gebeurtenis(sen) niet te reconstrueren. Tijdens de eerste sessie vraagt de therapeut wat de patiënt overkomen is: 'Wat was het trauma dat voor PTSS heeft gezorgd?' Zodra er een trauma is vastgesteld, ligt de focus echter niet op het ontwikkelen van een coherent verhaal van deze gebeurtenis, het uitlokken van angstige momenten en gewenning hieraan. Het enige doel is het vaststellen van het trauma als verklaring voor de PTSS-symptomen. Het trauma wordt verder niet als zodanig genoemd.

In plaats daarvan richt IPT zich op het heden en op de *interpersoonlijke gevolgen van het trauma*. Welk effect heeft het trauma gehad op sociale relaties, sociale steun en het vertrouwen van andere mensen? Welke ravage heeft het trauma in de huidige relaties aangericht, en waarmee heeft de patiënt door PTSS moeite in de omgang met andere mensen? Patiënten die de traumatische gebeurtenissen niet willen herbeleven, hoeven dat niet, en velen zijn opgelucht wanneer ze dat te horen krijgen (Markowitz et al. 2016).

Bij IPT krijgen patiënten de boodschap dat ze PTSS hebben, een angststoornis die verbonden is met een verschrikkelijk trauma dat ze hebben meegemaakt. De therapeut wijst erop dat dit niet de schuld is van de patiënt en dat helaas veel mensen getraumatiseerd zijn. *Mensen die PTSS ontwikkelen lijden onder interpersoonlijke problemen.* Enkele belangrijke gevolgen van PTSS zijn:

a. affectieve onthechting – mensen en het dagelijks leven emotioneel op afstand houden;

b. wantrouwen van de omgeving – vooral als het een interpersoonlijk trauma is, veroorzaakt door een ander;
c. interpersoonlijke hypervigilantie.

De patiënt trekt zich terug uit activiteiten (*DSM-5*-PTSS-symptoom C.2), voelt zich vervreemd van anderen (symptoom D.6), ervaart een beperkt affect (symptoom D.7), vaak met uitbarstingen van geprikkeldheid (symptoom E.1) en niet alleen fysiologische maar ook interpersoonlijke hypervigilantie (symptoom E.3) en wantrouwen (symptoom D.2) (American Psychiatric Association 2013). Exposurebehandelingen richten zich vooral op fenomenen van de PTSS-criteria B en C, terwijl IPT zich richt op de interpersoonlijke aspecten. De nadruk van de DSM op de cognitieve en gedragsmatige symptomen van PTSS is het resultaat van de dominante positie van cognitieve gedragstherapie (CGT) als behandeling van deze stoornis. De interpersoonlijke aspecten worden enigszins gebagatelliseerd.

De opvatting van de IPT-therapeut is dat het erg genoeg is dat iemand de traumatische gebeurtenis heeft doorgemaakt: de patiënt hoeft niet dubbel gestraft of beschadigd te worden doordat hij ook nog zijn sociale leven en zijn positie in de maatschappij verliest. De behandeling is daarom een herstellende *rolverandering* van een getraumatiseerde toestand naar een gezonde, waarbij de patiënt het vroegere niveau van functioneren hervindt. (Dit is het concept *iatrogene rolverandering*, waarbij de therapie wordt vormgegeven als een korte herstelperiode van een chronische psychiatrische stoornis (Markowitz 1998; Lipsitz et al. 1998).) De focus op rolverandering kan vooral relevant zijn als er sprake is van langdurige traumatische symptomen, die gerelateerd zijn aan trauma dat verder in het verleden ligt. Dit was het geval in andere onderzoeken naar IPT bij patiënten met een dysthyme stoornis en sociale fobie.

Dus: de therapeut moet het trauma van de patiënt erkennen als een ernstige en schokkende gebeurtenis en dit bespreken tijdens het uitvragen van de voorgeschiedenis. *Daarna ligt de behandelfocus echter niet op de traumatische gebeurtenis, maar op de resonantie ervan in verdoofde gevoelens, beschadigde sociale relaties en het verlies van aangename activiteiten en gewoontes.*

Het is niet bekend hoe IPT werkt. Het is plausibel dat PTSS-symptomen door IPT verbeteren omdat deze therapie de patiënten stimuleert om affecten te verdragen, om een mogelijk emotionele confrontatie met anderen aan te durven gaan en sociale steun te zoeken. IPT helpt patiënten bij het herkennen van hun emoties als interpersoonlijke signalen en deze te gebruiken om gepast op anderen te reageren. Dit leidt tot interpersoonlijke succeservaringen (Frank 1971), die het gevoel van controle over de omgeving versterken. In ons pilotonderzoek correleerde de verbetering van de PTSS-symptomen inderdaad met de mate waarin patiënten erin slaagden om interpersoonlijke veranderingen op hun probleemgebieden te bewerkstelligen (bijv. rolverandering) (Markowitz et al. 2006). Op grond van klinische ervaring vermoeden we dat de toegenomen controle over deze dagelijkse ervaringen zorgt voor 'veiliger' interpersoonlijke verbintenissen. Dit stimuleert de patiënten weer om traumatische triggers onder ogen te durven zien. Het medische model van IPT dat de traumatische reacties normaliseert, helpt bij het verminderen van schaamtegevoelens, vergelijkbaar met de fase psycho-educatie binnen CGT.

Zelfs als zou worden aangetoond dat het IPT-mechanisme gerelateerd is aan exposure *in vivo*, zou zij een belangrijk klinisch probleem tactvol oplossen: patiënten met weerstand tegen exposure blijven in therapie en worden succesvol behandeld. Voor patiënten die niet geconfronteerd willen worden met traumatische triggers, kan een interpersoonlijk model een effectief alternatief zijn om in therapie te gaan.

3

IPT voor PTSS focust op *hoe het trauma het huidige interpersoonlijke perspectief en het sociaal functioneren van de patiënt heeft aangetast.* Wij gaan ervan uit dat *trauma afbreuk doet aan iemands vermogen om de sociale omgeving te gebruiken voor het verwerken van een omgevingstrauma.* Trauma tast het gevoel van veiligheid in de omgeving aan en vergiftigt het vertrouwen in interpersoonlijke relaties. Hierdoor trekt iemand met PTSS zich terug uit relaties en beperkt zijn sociale activiteiten. Zo kan iemand niet de benodigde steun verkrijgen. Het ervaren van de omgeving en relaties als 'gevaarlijk' veroorzaakt onaangepast sociaal functioneren. Dit houdt de PTSS in stand, waarvan de symptomen op hun beurt sociale onthechting en disfunctioneren bekrachtigen. IPT kan het zelfbeeld van hulpeloosheid, schaamte en interpersoonlijk logenstraffen doordat de patiënt ondervindt dat hij sociaal competenter wordt en door anderen wordt begrepen.

Door de focus te leggen op de huidige sociale relaties, wordt de aandacht verplaatst van preoccupatie met het trauma naar de onmiddellijke interpersoonlijke buitenwereld. Patiënten worden geholpen hun omgeving te onderzoeken en te ontdekken dat deze omgeving vaak veiliger is dan zij dachten – verwachtingen die immers negatief gekleurd zijn door de traumatische ervaringen. Hierdoor kunnen PTSS-patiënten gemakkelijker sociale steun mobiliseren (Brewin et al. 2000; Ozer et al. 2003) en weer beter interpersoonlijk gaan functioneren, wat leidt tot meer vertrouwen en algemene symptoomverlichting. Het mobiliseren en vergroten van de aanwezige steun vervullen een belangrijke klinische behoefte van de patiënt. PTSS-patiënten hebben zich teruggetrokken uit hun omgeving, waardoor hun isolement en wantrouwen zijn toegenomen. Het feit dat zij zich opnieuw verbinden met hun omgeving of nieuwe steunfiguren vinden, kan PTSS-symptomen verlichten. Patiënten kunnen re-integreren in hun sociale omgeving en interpersoonlijke vaardigheden ontwikkelen om hun functioneren verder te verbeteren.

Het proces van symptoomverbetering bestaat uiteraard ook uit het afleren van vermijdingspatronen, wat kan lijken op het traject van op exposure gebaseerde therapieën. IPT bij PTSS en exposuretherapie voor PTSS verschillen in structuur en techniek, maar hun voornaamste verschil is de therapeutische focus: interpersoonlijke problemen versus gedragsmatige vermijding. IPT bij PTSS kan echter alleen effectief zijn als er uiteindelijk een ommekeer komt in de gedragsmatige vermijding, ook al gebruikt de behandeling geen uitgebreide systematische hiërarchieën in vivo.

3.3 Het mobiliseren van sociale steun

IPT-therapeuten kijken altijd naar potentiële sociale steun in de omgeving van hun patiënt en stimuleren hem om deze te zoeken en te gebruiken. Dit geldt vooral voor verdoofde, sociaal teruggetrokken patiënten met PTSS (Brewin et al. 2000; Ozer et al. 2003; Markowitz et al. 2009).

▪ PTSS en hechting

Het concept *veilige hechting* (Bowlby 1969) ligt ten grondslag aan IPT. Mensen die in hun kindertijd ervaren dat hun ouders hen aanmoedigen om de omgeving te ontdekken en hen hierbij geruststellen, groeien meestal veilig gehecht op: ze vertrouwen op relaties en de mensen met wie ze die hebben. Hierdoor ontwikkelen ze uitgebreidere en veiliger sociale netwerken dan minder veilig gehechte mensen. Na een trauma hebben mensen met een veilige hechting anderen in hun omgeving bij wie zij terecht-kunnen voor troost en begrip, en doen zij dit met relatief gemak. Hierdoor kan een veilig gehecht persoon soms een trauma verwerken zonder PTSS te ontwikkelen. Mensen die opgroeiden zonder steunende ouders lijken eerder onveilige of gedesor-ganiseerde vormen van hechting te ontwikkelen (Bowlby 1969; Fonagy et al. 2002) en voelen zich minder zeker in relaties. Bij een trauma hebben zij minder vertrouwelin-gen om zich heen en minder vertrouwen om hen te benaderen. Met minder sociale steun en minder sociaal vertrouwen lopen ze een grotere kans op PTSS en zijn ze min-der vaak in staat om via sociale steun de PTSS-symptomen te verlichten. Het gevolg van dit sociale isolement en onveilige hechting is dat patiënten hun pijnlijke gevoelens onderdrukken en niet verwerken.

IPT probeert patiënten met chronische PTSS daarom te helpen om hun sympto-men met sociale steun te verlichten. Het is goed om tijdens een crisis niet alleen te zijn, om te voelen dat je familie of vrienden hebt die je begrijpen en je helpen om er doorheen te komen. Patiënten leren inzien hoe zij zich voelen in interpersoonlijke situaties en hoe ze dat begrip kunnen gebruiken om te bepalen wie ze kunnen vertrou-wen. Zo helpt IPT hen bij het (her)ontwikkelen van een veilige hechting, waardoor de symptomen verlicht worden.

Dit is de reden dat we dachten aan de RFS (*Reflective Functioning Scale*, Rudden et al. 2009) als meetinstrument: dit is een maat voor hechting en mogelijk een belang-rijk onderzoeksinstrument voor het begrijpen van verandering van PTSS-klachten bij IPT. Reflectief functioneren is een psychoanalytisch concept dat verwijst naar het bewustzijn van emoties, zowel van zichzelf als die van anderen. Deze maat (Rutimann en Meehan 2012) focust op een interpersoonlijke vaardigheid, die zowel een doel van IPT kan zijn als een belangrijk probleem bij emotioneel afstandelijke mensen met PTSS.

Je zou verwachten dat het reflectief functioneren van patiënten met PTSS erg beperkt is en dat er bij een succesvolle behandeling minstens enkele aspecten zouden verbeteren. Meer in het bijzonder zijn we bezig met onderzoek naar *symptoom-specifiek reflectief functioneren*, namelijk het emotionele begrip dat de patiënt heeft van het PTSS-syndroom zelf (Rudden et al. 2009).

3.4 Keuze van interpersoonlijke focus

IPT bij stemmingsstoornissen lijkt beter te werken bij patiënten die levensgebeurtenissen hebben meegemaakt dan bij degenen bij wie dat niet het geval is. Bij de eersten gaat het dan om problemen die gecategoriseerd kunnen worden als *rouw, interpersoonlijk con-flict* of *rolverandering* in plaats van de categorie zonder levensgebeurtenissen, die *inter-persoonlijk tekort* wordt genoemd. De macro-/microstrategie van IPT die zich richt op gevoelens en levensgebeurtenissen, kan conceptueel het best werken als er een definieer-bare gebeurtenis is op macroniveau (bijv. een trauma). Deze loopt dan, als een interper-soonlijke focus, parallel aan de dagelijkse micro-gebeurtenissen die tijdens de wekelijkse IPT-sessies worden besproken. Een voordeel bij PTSS is dat alle patiënten per definitie een negatieve levensgebeurtenis hebben meegemaakt. Dit elimineert de categorie inter-persoonlijke tekorten. Bij veel patiënten zal de focus van de PTSS-behandeling een

3

rolverandering zijn, hoewel de interpersoonlijke verstoring van trauma ook de oorzaak kan zijn van interpersoonlijke conflicten. Ook kan PTSS worden uitgelokt door de rouw na de traumatische dood van een dierbare. Er is een voor de hand liggend verband tussen IPT, een behandeling die zich richt op levensgebeurtenissen, en PTSS, een op levensgebeurtenissen gebaseerde stoornis.

Het feit dat de focus op interpersoonlijke tekorten wordt geëlimineerd, kan voor veel IPT-therapeuten een opluchting zijn. Zij weten uit ervaring immers dat het beter is om je te richten op een levensgebeurtenis. Sommigen vragen zich echter af wat zij moeten doen met een patiënt die in de vroege kindertijd is misbruikt en daardoor chronisch geïsoleerd is geraakt, wat enigszins lijkt op 'interpersoonlijk tekort'. Onze benadering gaat ervan uit dat sociale problemen te verwachten gevolgen van een trauma zijn: iemand die in de kindertijd is misbruikt en daarom PTSS heeft ontwikkeld, lijdt onder de interpersoonlijke gevolgen daarvan. Zo is het trauma de theoretische spil voor het begrip van de huidige emotionele en interpersoonlijke problemen die behandeld kunnen worden als een interpersoonlijk conflict (als de patiënt nog contact heeft met de misbruiker) of rolverandering (indien dat niet het geval is).

Hoewel we maar kort zijn ingegaan op de behandeling, maakt dit hoofdstuk hopelijk duidelijk dat IPT bij PTSS op basaal niveau hetzelfde is als bij een depressieve stoornis of andere aandoeningen. Zo kan het ook aangepast worden voor elke nieuwe behandelpopulatie (vgl. Markowitz 1998; Markowitz et al. 2009a). De affectieve afstemming is wellicht een doorslaggevende aanpassing voor patiënten met chronische PTSS, maar is gewoonlijk veel minder noodzakelijk voor depressieve patiënten. Dit hoofdstuk heeft hopelijk ook duidelijk gemaakt dat IPT patiënten weliswaar 'blootstelt' aan emoties, maar niet gebruikmaakt van systematische exposure, zoals dat bij de meeste behandelingen van PTSS gebeurt.

IPT bij PTSS – Beginfase

© Bohn Stafleu van Loghum is een imprint van Springer Media B.V., onderdeel van Springer Nature 2021
J. C. Markowitz, *Interpersoonlijke psychotherapie bij posttraumatische stressstoornis*,
https://doi.org/10.1007/978-90-368-2559-7_4

4

Interpersoonlijke psychotherapie bij posttraumatische stressstoornis (PTSS) volgt over het algemeen IPT bij een depressieve stoornis, met de volgende kleine aanpassingen. IPT is onderverdeeld in drie fases: begin, midden en einde. Voor meer informatie over de hier genoemde thema's verwijzen we naar de *Clinician's Quick Guide to Interpersonal Psychotherapy* (Weismann et al. 2015).

De beginfase bestaat meestal uit sessie 1–3 van de in totaal 14 sessies. De eerste fase bereidt de rest van de behandeling voor en heeft verschillende doelen:

1. *diagnose* van:
   a. PTSS *als de hoofddiagnose* en eventuele comorbide aandoeningen;
   b. *de interpersoonlijke context* waarin de patiënt met deze aandoening leeft;
2. *ontwikkeling van de structuur voor behandeling*;
3. *eerste symptoomverlichting.*

We willen deze fase zo snel mogelijk voltooien, ook al kunnen er soms drie sessies voor nodig zijn. Afhankelijk van je ervaring als therapeut en hoe efficiënt de patiënt zijn levensloop kan beschrijven, is het soms mogelijk de taken van deze fase eerder af te ronden en door te gaan naar de cruciale middenfase. Je wilt in ieder geval niet dat deze fase langer dan drie sessies duurt, omdat je de patiënt zo snel mogelijk wilt helpen met zijn crisis en zijn PTSS-symptomen.

4.1 Fase 1: Diagnose

In onze onderzoeken waren de patiënten al gediagnosticeerd door onafhankelijke beoordelaars, zodat we wisten of ze geschikt waren voor het onderzoek. De therapeuten beoordeelden echter ook de PTSS-symptomen (zie ► H. 2) en de interpersoonlijke geschiedenis van de patiënt (► H. 3). Gebruik hierbij een PTSS-meetinstrument als de CAPS (Weathers et al. 2013a) of PCL (Weathers et al. 2013) om de diagnose PTSS en de ernst van de symptomen vast te stellen.

Als de diagnose PTSS is gesteld, *gebruik je een medisch model om PTSS te labelen als een behandelbare ziekte, die niet de fout van de patiënt is.* Begonnen wordt met psycho-educatie over PTSS. Je doet ook een *interpersoonlijke inventarisatie* (Weismann et al. 2007) van de sociale steun, problematische relaties en relatiepatronen in het leven van de patiënt, te beginnen met het verleden maar met de focus op het heden. Bij IPT bij PTSS is dit een zorgvuldige traumageschiedenis, waarbij gekeken wordt naar patronen van mishandeling, onvermogen om effectief voor jezelf op te komen, verstoorde agressieregulatie, moeite met intimiteit et cetera. Beoordeel bij deze inventarisatie het vermogen tot intimiteit, het vermogen om voor zichzelf op te komen en de confrontatie met anderen aan te gaan, en het nemen van sociale risico's. Als dit functioneren door de ontwikkeling van PTSS is aangetast, is het de moeite waard om dat te benadrukken. Bij het uitvragen van de geschiedenis beoordeelt de therapeut ook de huidige gevaren (suïciderisico, mogelijke terugval in middelenmisbruik). Vervolgens worden de twee diagnoses – PTSS en de interpersoonlijke context – verbonden in de IPT-formulering. Deze vormt de afsluiting van de beginfase.

De beginfase kent vijf aspecten.

A. *Het uitvragen van de huidige ziektegeschiedenis, die onvermijdelijk raakt aan het trauma van de patiënt.* Het is jouw rol als IPT-therapeut om duidelijk te maken dat je weliswaar moet weten wat de patiënt overkomen is, maar dat dit waarschijnlijk het *enige* moment is dat dit in detail besproken wordt. In de therapie zal het trauma immers niet worden gereconstrueerd of worden herbeleefd. De patiënt wordt gevraagd kort te vertellen wat er is gebeurd: waar hij op dat moment was, hoe risicovol hij dacht dat de situatie was, hoe lang de traumatische gebeurtenis duurde, hoe de patiënt reageerde, welke gevoelens hij toen had; wanneer de symptomen begonnen en van welke symptomen de patiënt het meeste last heeft; en of er naast psychische ook fysieke gevolgen van het trauma zijn: traumatische hersenbeschadiging (Stein et al. 2015) of andere medische aandoeningen. Je vraagt uiteindelijk ook naar andere trauma's in het verleden: is dit een patiënt die herhaaldelijk overweldigende angstaanjagende of ontmenselijkende gebeurtenissen heeft ervaren? Afhankelijk van de instelling waar je werkt, kan er bij de aanmelding al een deel uitgevraagd zijn. Het moet in ieder geval op zijn minst kort besproken worden, zodat je een gedeeld begrip hebt van wat de patiënt heeft doorgemaakt.

Vanuit je IPT-focus wil je ook weten hoe mensen in de omgeving van de patiënt op de traumatische gebeurtenis reageerden en welke steun zij al dan niet gaven. Hierbij wil je ook weten hoeveel de patiënt met anderen heeft gedeeld, of hij steun heeft gezocht en hoeveel de patiënt voor zichzelf heeft gehouden.

Als een patiënt tijdens de sessie zijn of haar traumatische geschiedenis wil bespreken, dan is dat mogelijk. Je moet de focus echter altijd terugleggen op het effect dat dit trauma kan hebben gehad op de relaties met andere mensen. Als de patiënt het trauma niet wil bespreken, erken dit dan als deel van het PTSS-syndroom, en vertel dat het niet nodig is om het trauma in detail te bespreken. Je kunt vervolgens aangeven dat het toch nuttig is als je weet hoe andere mensen de patiënt gekwetst of beschadigd hebben, zodat je begrijpt hoe de traumatische gebeurtenissen en de daaropvolgende PTSS-symptomen van invloed zijn geweest op relaties en sociale situaties.

B. *Het uitvragen van de interpersoonlijke geschiedenis*: de *interpersoonlijke inventarisatie* (zie het kader op de volgende pagina). Je wilt ook weten hoe de patiënt met andere mensen interacteert. Je kunt met het heden of het verleden beginnen, maar beide dienen aan bod te komen. Je wilt vooral een beeld krijgen van recente en huidige relaties. Wie zijn belangrijke mensen in het leven van de patiënt? Met wie kan hij of zij gevoelens, teleurstellingen en schokkende ervaringen delen? Het is belangrijk om te benoemen dat het hebben van vertrouwelingen bescherming tegen symptomen kan geven. In hoeverre zijn relaties na de traumatische gebeurtenis veranderd?

Daarnaast kun je vragen naar de relatiepatronen in het verleden. Hoe dichtbij kon de patiënt ooit bij andere mensen zijn? Hoe veilig is de hechting met andere mensen? Is hij in staat geweest om gevoelens, zoals liefde en boosheid, en zijn behoeften direct te uiten? Hoe zijn relaties begonnen en geëindigd? Wat was de gezinssituatie in de jeugd? Vriend(inn)en? Afspraakjes?

De doelen van de interpersoonlijke inventarisatie zijn:

- *het in kaart brengen van mogelijke sociale steun* die de patiënt kan mobiliseren, ook als hij of zij deze tot nu toe niet heeft ingezet. Wie staat het dichtst bij de patiënt? Hoe dichtbij? Sociale steun beschermt tegen symptomen en helpt bij herstel. Uit onderzoek blijkt dat het delen van hoe je je voelt en het delen van 'duistere geheimen' doorslaggevend kan zijn bij de behandeling van PTSS;
- *het vinden van mogelijke interpersoonlijke conflicten*. Zijn er mensen in het leven van de patiënt die bijdragen aan een interpersoonlijk conflict? Zijn er moeizame relaties? Deze kunnen de behandelfocus vormen;

— *een algehele indruk krijgen van het interpersoonlijk functioneren van de patiënt.* Veel patiënten met PTSS hadden al voor het trauma moeite met het vormen van veilige hechting in relaties. Moeite met een dergelijke hechting kan wijzen op eerder trauma of problematische relaties en kan het moeilijk maken om de sociale steun te mobiliseren die na een recent trauma nodig is. De focus van IPT ligt weliswaar op het heden, maar het kan helpen om een beeld te hebben van de achtergrond, vanaf de kindertijd tot heden.

4

Sociogram

Een sociogram is een manier om sociale relaties in kaart te brengen. Jacob Moreno (1951) deed dit als eerste om de psychologische afstand tussen individuen binnen groepen aan te geven. De toepassing die wij gebruiken, is gericht op hoe een individu zijn of haar eigen sociale omgeving ziet in termen van afstand en nabijheid. Hierbij gaat het deels om het aantal mensen dat in het sociogram aanwezig is, maar ook om de kwaliteit van de relaties. Veranderingen (overlijden, levensfases, migratie, relatiebreuken, etc.) kunnen een grote impact hebben op kwaliteit en omvang van het sociogram. De manier van conceptualiseren geeft binnen korte tijd een goed beeld van de manier waarop iemand zijn/haar gehechtheidsbehoeften heeft vervuld. Problemen hierbij kunnen, als er geen oplossing wordt gevonden, leiden tot somberheid en depressie.

In de praktijk doe je het volgende om het sociogram te maken:

1. Uitvragen van de belangrijkste anderen in het netwerk (zowel positief als negatief); de vraag die gesteld kan worden is: 'Kun je me vertellen welke mensen voor jou het belangrijkst zijn in jouw leven?'
2. 'Als je jezelf in het midden plaatst van twee cirkels, waar zou je deze mensen dan zetten ten opzichte van jou en ten opzichte van elkaar?'
3. 'Kun je me wat meer vertellen over wie deze mensen zijn?'
4. 'Zijn er in de afgelopen periode zaken erg veranderd of zijn er mensen weggevallen?'
5. 'Wat zou je willen veranderen in je sociogram?'

Met deze vragen lukt het over het algemeen om zicht te krijgen op het netwerk en om te bepalen welke focus het best aansluit op deze inventarisatie.

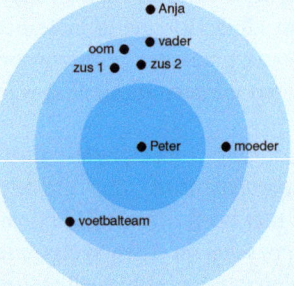

De interpersoonlijke inventarisatie is geen formeel instrument maar een verzameling en weging van belangrijke relaties en relatiepatronen in het leven van de patiënt, vooral in het huidige leven.

C. De interpersoonlijke inventarisatie en de algehele huidige ziektegeschiedenis monden uit in het *focale probleemgebied*, dat de kern van de behandeling vormt. Dit kan *rouw* zijn (als het trauma te maken heeft met gewelddadige dood of moord), een *interpersoonlijk conflict* (als de patiënt problemen heeft met een belangrijke ander, zoals een mishandelende echtgenoot(o)t(e)) of een *rolverandering* (het leven met de gevolgen na een trauma).

D. Het is ook nuttig om iets te weten over eerdere behandelingen: wat heeft geholpen en wat niet, en hoe staat de patiënt tegenover psychotherapie en medicatie? Als de patiënt in het verleden langdurige, voor hem zinloze psychotherapie heeft gehad, kun je vaststellen wat de patiënt als nutteloos heeft ervaren. Je kunt hier begrip voor tonen en vervolgens verklaren dat IPT een andere, kortdurende, gefocuste behandeling is voor medische aandoeningen als PTSS. Het is jouw taak om therapeutisch optimisme en hoop uit te stralen. Vertel ook dat andere meningen welkom zijn. Vraag de patiënt om het aan de orde te stellen als hij iets in de therapie onprettig vindt; het op deze manier voor jezelf opkomen is een van de doelen van de therapie. Als er in het verleden sprake is geweest van een therapeutische relatie waarin de therapeut grensoverschrijdend was, dan vereist dit uiteraard zorgvuldige bespreking en het expliciet stellen van duidelijke grenzen binnen de huidige behandeling (zie ▶ H. 10).

E. Na deze stappen bied je de patiënt een *formulering* (Markowitz en Swartz 2007) aan die de diagnose verbindt met de levensomstandigheden van de patiënt. Je kunt hierbij beginnen met een compliment aan de patiënt voor alle hulp bij het verzamelen van de gegevens die je gaat samenvatten:

» 'Je hebt me veel informatie gegeven. Ik denk dat ik begrijp wat jou overkomen is, maar jij moet zeggen of ik het bij het juiste eind heb.'

Vervolgens kun je bijvoorbeeld zeggen:

» 'Je hebt PTSS, een ziekte die zich heeft ontwikkeld als reactie op het trauma dat jij hebt ondergaan. Dergelijke verschrikkelijke gebeurtenissen kunnen je leven en je verwachtingen ingrijpend veranderen: iedereen kan PTSS ontwikkelen na iets zeer pijnlijks. Dat is niet jouw schuld, en het is een stoornis die behandeld kan worden.' [Hier kun je eventueel de PTSS-symptomen noemen waarover de patiënt heeft verteld.]
'Als gevolg van PTSS lijk je er nu moeite mee te hebben om verschillende soorten relaties en omstandigheden te vertrouwen. We noemen deze verandering door het trauma een *rolverandering*. Je hebt sinds die gebeurtenis(sen) het gevoel dat je geen controle over je leven hebt. Als je inzicht krijgt in PTSS en de verandering die je doormaakt – een verandering die vereist dat je omgaat met de interpersoonlijke gevolgen van je trauma – kun je er iets aan doen. *Wij zullen ons richten op hoe het trauma je huidige interacties met andere mensen beïnvloedt.* Ik stel voor dat wij de resterende 12 weken van je behandeling werken aan hoe jij je emotionele reacties op situaties kunt gebruiken om hiermee om te gaan. Je gevoelens kunnen je helpen om te beslissen wie je kunt vertrouwen en wie niet. Als jij dingen onder controle kunt krijgen, kunnen je PTSS-symptomen ook verlicht worden. Lijkt dit je zinvol?'

4

Of: 'Je hebt PTSS, een behandelbare ziekte … Jouw voortdurende gevoel van streek te zijn, lijkt samen te hangen met het *interpersoonlijk conflict* dat je met je familie hebt, van wie je je vervreemd voelt en die jou ook anders lijken te behandelen sinds je bent verkracht. Ik stel voor dat we de resterende 12 weken van je behandeling werken aan hoe jij deze situatie met je familie kunt oplossen. Als je dit conflict kunt oplossen, zul je je waarschijnlijk beter voelen; en je PTSS-symptomen kunnen ook verlicht worden. Lijkt dit je zinvol?'

Of: 'Het was een verschrikking om getuige te zijn van de dood van je kind en om het gevoel te hebben dat je niets kon doen om dit te stoppen. Het is een van de ergste levensgebeurtenissen die je kunt meemaken, het soort trauma dat geen enkele ouder zou moeten hoeven doormaken, en het is niet vreemd dat je er moeite mee hebt dit te verwerken. Als gevolg van dit extreme trauma heb je PTSS ontwikkeld. Je bent gevoelloos en je maakt je zorgen over hoe het met je gaat; je hebt het voor je proberen te houden, maar het wordt allemaal alleen maar erger. Op deze wijze houdt jouw PTSS verband met een afschuwelijke gebeurtenis. Wat jij doormaakt, noemen we *rouw*, en het heeft je leven overgenomen. Ik stel voor dat we de resterende 11 weken van je behandeling gebruiken om je te helpen om je gevoelens te aanvaarden en uit te zoeken wat jij kunt doen in deze gruwelijke situatie. Lijkt dit je zinvol?'

De formulering definieert de focus voor de rest van de behandeling. De patiënt moet *expliciet instemmen* met de formulering van de therapeut. Nadat de patiënt ermee heeft ingestemd, kan de therapeut elke sessie naar deze focus sturen. De formulering werkt twee kanten op: PTSS-symptomen onderdrukken het sociaal functioneren, wat vervolgens bekrachtigend werkt op vermijdende PTSS-symptomen en een gevoel van sociaal wantrouwen.

Als een patiënt het oneens is met jouw formulering, kun je over een andere focus onderhandelen. Het is belangrijk dat je de input van de patiënt erkent – goed dat hij voor zichzelf opkomt! – en dat jullie tot overeenstemming komen over het doel van de therapie. In de praktijk komt het echter zeer zelden voor dat patiënten het niet eens zijn met een formulering. De interpersoonlijke probleemgebieden van IPT zijn meestal voor de hand liggend (Markowitz et al. 2007). Levensgebeurtenissen, vooral traumatische, zijn niet te ontkennen. In al onze PTSS-onderzoeken is geen enkele patiënt het ooit oneens geweest met de focus.

4.2 Fase 2: De structuur van de behandeling

Een tweede deel van de beginfase is de uitleg van de opzet van IPT. Bedenk dat de patiënten met PTSS in behandeling komen met gevoelens van overweldiging, mishandeling en verlies van zelfbeheersing. Ze zijn bang voor onaangename verrassingen, overal vandaan; ze weten nooit wat er gaat gebeuren, maar gaan van het ergste uit. Het is jouw taak om van de therapieruimte een veilige plek te maken, waar zich zo min mogelijk verrassingen voordoen.

Je kunt dit op verschillende manieren doen. Door een therapeutische houding waarbij je de geschiedenis uitvraagt, de diagnose stelt en deze in verband brengt met de interpersoonlijke context van de patiënt, straal je uit dat je eerder met PTSS hebt gewerkt, dat je weet hoe je de stoornis moet behandelen en dat die ook te behandelen is. Als je rustig, zorgzaam, aandachtig, respectvol en begrijpend bent (de zogenaamde 'non-specifieke therapeutische factoren' gebruikt, zie het einde van dit hoofdstuk), zal dat ook helpen. Als je met je patiënt de structuur van de behandeling bespreekt en laat weten wat hij kan verwachten, kun je vrees voor wat er in de therapie zal gebeuren nog verder wegnemen en hoop op verbetering overdragen.

A. Leg uit dat *de behandelfocus zal liggen op interpersoonlijke interacties in het dagelijks leven* en niet op dromen, cognities, huiswerk et cetera, en ook niet op het trauma in het verleden. Jullie zien elkaar een keer per week, wat belangrijk is om de vaart erin te houden, en elke week zul je vragen hoe de patiënt zich heeft gevoeld, wat er is gebeurd en hoe deze twee aspecten van het leven verband met elkaar houden.

B. Je kunt uitleggen dat *er bij IPT geen huiswerk* is – je zult je patiënt geen opdrachten geven. Het behandeldoel is het oplossen van de huidige interpersoonlijke levenscrisis en hierdoor het verlichten van de PTSS-symptomen. Veel patiënten zijn opgelucht dat ze geen dingen hoeven te doen die ze niet willen doen. (Er is weliswaar geen expliciet huiswerk, maar wel de impliciete opdracht dat de patiënt aan het einde van de kortdurende therapie het interpersoonlijke probleemgebied opgelost moet hebben. De patiënt kan uiteraard zelf het tempo kiezen waarin dit gebeurt.) Ondanks het feit dat er geen huiswerk is, stimuleer je de patiënt een beetje om risico's te nemen – niet echt gevaarlijke risico's (waarvoor patiënten met PTSS op hun hoede zijn), maar gezonde inspanningen die emotioneel risicovol kunnen aanvoelen – om de patiënt zo te helpen bij de interpersoonlijke veranderingen die nodig zijn om de symptomen te verlichten.
Bijvoorbeeld: 'Dit is eigenlijk een geweldig moment om het risico te nemen om gedrag te veranderen dat je in de weg zit. Als je iets uitprobeert wat goed gaat, voel je je waarschijnlijk beter. Als je iets nieuws uitprobeert en dat gaat niet goed, zou dat teleurstellend zijn, maar zelfs dan kunnen we bekijken wat er misging en daarvan leren. Dus ik ga je aanmoedigen om "gevaarlijk te leven".'

C. *Geef de patiënt de ziekenrol* (Parsons 1951), waarmee je zelfverwijt over de PTSS-symptomen en over de beperkingen die deze met zich meebrengen wegneemt. Stimuleer de patiënt om *de ziekte of de huidige interpersoonlijke situatie de schuld te geven* in plaats van zichzelf. Dit geldt vooral voor slachtoffers van mishandeling of seksueel misbruik in de kindertijd, die in plaats van de daders zichzelf het misbruik verwijten. Patiënten hebben vaak het idee dat ze gek of beschadigd zijn en geen invloed kunnen uitoefenen op hun leven. De krachtige gevoelens die ze proberen te onderdrukken, kunnen bijdragen aan dat gevoel. Het kan geruststellend zijn om te horen dat PTSS een ernstige, maar behandelbare aandoening is en dat de ziekenrol misschien slechts tijdelijk is.
'Doordat je PTSS – alle symptomen die we hebben besproken – hebt, functioneer je niet op je best. Het is lastig om dingen te doen als je angstig bent, moeite hebt met je concentratie en op je hoede bent. Als je je gevoelloos en onthecht voelt, is het moeilijk om het gedrag van anderen te lezen. Het is niet jouw schuld: net als wanneer je de griep hebt, moet je je aanpassen aan de symptomen. Doe wat je kunt, en geef jezelf niet de schuld, maar wijt het aan de PTSS. Zodra je je beter voelt, zullen de PTSS-symptomen verminderen.'

D. *Bepaal een tijdslimiet.* De patiënt moet weten dat de behandeling niet zonder einde is. De tijdslimiet zorgt ervoor dat zowel jij als de patiënt vooruit beweegt, en zij vormt een actief element in de behandeling (zie ▶ H. 2). Leg uit dat er bewijs is dat 14 wekelijkse IPT-sessies PTSS-symptomen vaak verlichten. Jullie zullen elkaar een keer per week zien, liefst op hetzelfde tijdstip, zodat de patiënt een vast schema heeft. De tijdslimiet suggereert dat de klachten binnen enkele weken zullen afnemen en daagt dus het idee van de patiënt uit dat deze chronische aandoening voor eeuwig zal duren.

4

De tijdslimiet is een bedenksel van de therapeut en kan zo nodig worden aangepast. Het is echter belangrijk dat jij je er als therapeut aan houdt, zodat de patiënt de druk tot verandering blijft voelen. Verspreid de sessies niet over meerdere weken. Probeer gemiste afspraken in dezelfde week in te halen, ga door met het aftellen naar de laatste week, en houd je aan de oorspronkelijke overeenkomst, zodat de tijdsdruk niet afneemt.

E. *Onvoorziene omstandigheden.*
  — Zorg ervoor dat de patiënt in geval van nood contact met jou kan opnemen. Je wilt binnen redelijke grenzen bereikbaar blijven voor patiënten: 'Als je je slecht voelt, bel me dan. Ik weet liever wat er speelt dan niet.'

Een dergelijke uitspraak brengt je interesse, zorg en bereikbaarheid over. Het is onze ervaring dat patiënten met PTSS eerder te weinig dan te veel gebruikmaken van dit privilege.

- Probeer de patiënt van tevoren te laten weten wanneer je op vakantie bent en welke back-up er aanwezig is. Wees zelf altijd stipt op tijd, en zorg voor een voorspelbare, niet-verrassende omgeving.
- Als de patiënt een afspraak afzegt, of als jij zelf verhinderd bent, probeer de sessie dan in dezelfde week in te halen. Wekelijkse sessies verschaffen een thematische continuïteit en een regelmatig interpersoonlijk contact. Het is een goed interval, waarover de patiënt de vraag kan beantwoorden: 'Hoe is het gegaan sinds onze vorige afspraak?'
- Je kunt de patiënt een hand-out over IPT bij PTSS geven zodat hij de PTSS-diagnose begrijpt en weet hoe de therapie waarschijnlijk zal verlopen (zie bijlage).
- Vraag de patiënt of deze afspraken hem zinvol lijken en of hij het ermee eens kan zijn. Stimuleer de patiënt om dingen in te brengen die hem of haar storen.

4.3 Fase 3: Eerste symptoomverlichting

Als je de aandoening(en) van de patiënt en de interpersoonlijke context van de PTSS hebt gediagnosticeerd, je deze met elkaar in verband hebt gebracht in een formulering die de patiënt heeft geaccepteerd en je de rode draad met betrekking tot de behandeling hebt bepaald, begint de middenfase van IPT. Interessant genoeg heeft het voorbereidende diagnostische werk vaak al een kalmerend effect en is dit het begin van de therapeutische alliantie. We hebben de CAPS-meting voor PTSS-patiënten niet na twee of drie sessies herhaald, maar ik heb een sterk vermoeden dat er een kleine afname zichtbaar zou zijn geweest. Patiënten vertrouwen je niet volledig, en ze blijven lijden, maar ze putten hoop uit de efficiënte en coöperatieve benadering van de therapeut, waardoor ze iets minder lijden. Soms vertellen patiënten dat een opmerking binnen de sessie hun verlichting heeft gegeven: 'Het hielp echt toen je vertelde dat wat mij was overkomen niet mijn fout is en dat het te behandelen is.' Deze behandelstructuur heeft een voordeel. De afname van lijdensdruk verschaft een momentum waar de therapie op voort kan bouwen.

4.4 Andere aspecten van de behandeling

Net als iedere andere behandeling hangt de effectiviteit van IPT ook af van de zogenaamde non-specifieke factoren die alle psychotherapieën gemeen hebben (Frank 1971; Wampold 2001; Barnicot et al. 2014) (zie kader). Deze factoren bevorderen de ontwikkeling van een sterke *therapeutische alliantie*. Deze factoren zijn doorslaggevend gebleken in de uitkomst van alle behandelingen, niet alleen bij psychotherapie maar ook bij farmacotherapie (Krupnick et al. 1996). Voor deze alliantie moet je een goede en meevoelende luisteraar zijn, die de patiënt het gevoel geeft begrepen te worden. Laat gevoelens, ook pijnlijke, zich tijdens de sessie ontvouwen voordat je intervenieert. Kap ze niet af omdat ze onprettig zijn: een dergelijke manoeuvre kan het idee voeden dat affecten gevaarlijk zijn. Normaliseer gevoelens *als* gevoelens: emoties zijn reacties op interpersoonlijke interacties, en patiënten kunnen zich terecht boos voelen als iemand hun onrecht heeft aangedaan, verdrietig zijn wanneer iemand hen heeft teleurgesteld of weggaat, of blij zijn als er iets goed gaat.

De non-specifieke factoren van psychotherapie
- affectieve arousal (reactie);
- begrepen voelen door de therapeut (relatie);
- structuur zorgt voor begrip (rationale);
- expertise (geruststelling);
- therapeutische procedure (ritueel);
- optimisme over verbetering (realistisch);
- succeservaringen (remoralisatie).

NB Overgenomen uit Frank, J. (1971).

Benadruk gevoelens, en breng deze in verband met de omstandigheden van de patiënt. Probeer flexibel te zijn met afspraken, en haal zo mogelijk tijd in als een patiënt te laat komt. Wees steunend, stimulerend, begrijpend en niet-oordelend. Al deze gemeenschappelijke factoren vormen aspecten van goede therapie, en IPT stimuleert het optimale gebruik van al deze aspecten. (Niet alle psychotherapieën gebruiken alle factoren evenveel [Markowitz en Milrond 2011].)
- Voor patiënten met PTSS is vooral het verdragen van beladen gevoelens belangrijk. Dit maakt sessies betekenisvol in plaats van vlak of alleen maar verstandelijk. Patiënten herinneren zich wat er tijdens emotionele sessies is gebeurd, en ze krijgen de gelegenheid om krachtige emoties te ervaren als minder 'gevaarlijk' dan ze eerder dachten.
- De focus op specifieke, affectief beladen recente gebeurtenissen is een goede manier om gevoelens en de problemen van de patiënt naar boven te brengen. Het houdt de therapie aantrekkelijk en laat deze niet afglijden in gerationaliseerde abstracties.
- De IPT-link tussen emoties en levensgebeurtenissen geeft een structuur die zinvol is voor patiënten, vooral binnen de extreme context van PTSS. Deze structuur helpt patiënten om zich begrepen te voelen.
- Jouw expertise en evenwichtigheid als therapeut stellen gerust.
- De therapeutische procedure verschaft een werkbare, nuttige en voorspelbare methode om gevoelens te begrijpen en interpersoonlijk functioneren te verbeteren. Dit zijn de twee sleutelgebieden in het dagelijks functioneren die vooral van belang zijn voor patiënten met PTSS.
- IPT-therapeuten zijn optimistisch over verbetering (gebaseerd op empirische resultaten).

4

━ IPT geeft succeservaringen – meer controle krijgen voor patiënten die zich zwak, inadequaat, overspoeld, hulpeloos en fragiel voelden – via beter begrip van gevoelens en het vermogen hiermee interpersoonlijke interacties te verbeteren en de huidige levenscrisis op te lossen.

Voor deze patiënten is het *normaliseren van negatieve affecten* van doorslaggevend belang. Wat patiënten kunnen zien als 'slechte' of ongepaste gevoelens, zijn vaak gepaste en nuttige signalen. Boosheid kan een gepaste reactie zijn op een provocatie of een aanval. Het is niet 'gemeen' of agressief om je hiertegen te verdedigen: het is zelfverdediging. Een beetje egoïsme is gezond, niet 'egoïstisch' op een slechte, buitensporige manier; als jij je behoeften niet aangeeft, worden ze waarschijnlijk niet vervuld. Assertief zijn is niet hetzelfde als drammen of agressief zijn: het is het kenbaar maken van je behoeften en wensen. Als patiënten dergelijke gevoelens leren zien als sociale signalen, is dit een verworvenheid die verder gaat dan symptoomniveau: het maakt een enorm verschil in hoe ze kijken naar zichzelf, hun relaties en de wereld.

De patiënten die jij behandelt, hebben gruwelijke gebeurtenissen overleefd en verdienen zorgzaamheid en aandacht. Tegelijkertijd kun je therapeutisch optimisme overbrengen, hoe vreselijk hun ervaring ook was: ze *hebben* het overleefd, ze kunnen groeien door hun pijnlijke ervaring, dit is een kans om hun leven te herstellen. Het idee een *overlevende* te zijn, en hierdoor op een bepaalde manier sterker, is een positieve kant die gebruikt kan worden in het herformuleren van een posttraumatische rolverandering. Ons eerste onderzoek (Bleiberg en Markowitz 2005) toonde aan dat IPT ernstig, meervoudig en chronisch getraumatiseerde patiënten hielp, dus er was reden om te geloven dat het patiënten in de RCT zou helpen. Het werkte daar inderdaad (Markowitz et al. 2015). IPT stimuleert ook het soort succeservaringen die patiënten het gevoel geven dat ze meer controle over hun leven hebben, wat weer helpt bij het genezingsproces.

In je rol van zorgzame bondgenoot focus je in de behandeling op het huidige leven en de relaties van de patiënt *buiten* de therapieruimte, niet op jouw relatie met de patiënt.

Psycho-educatie, een proces dat gedurende de hele behandeling door kan gaan, geeft de patiënt begrip van PTSS en de behandeling. Het moet in de eerste sessie beginnen bij de bespreking van wat PTSS betekent. Verzand niet in langdradige toespraken: geef informatie op de juiste momenten in verteerbare doses. De hand-out IPT bij PTSS (zie bijlage) kan dit proces versterken. Psycho-educatie omvat verschillende punten:

A. Ten eerste is PTSS een stoornis, maar het is een begrijpelijke reactie op een schokkend trauma. Als iemand te veel pijn heeft, trekt hij zich terug, raakt terneergeslagen en probeert alleen nog maar te overleven. Soms is het onderdrukken van emoties, net als hypervigilantie, nodig voor onmiddellijke overleving. Helaas blijft dergelijk gedrag soms lang na dat traumatische moment voortbestaan. Als de patient het leven na het trauma accepteert, kan hij een sociaal evenwicht (her)winnen en zich beter gaan voelen. Een behandelbare diagnose krijgen is lang niet zo slecht als het gevoel dat er iets mankeert aan jou als persoon.

> **Taken in de beginfase van IPT bij PTSS**
> - **Diagnosticeer** PTSS.
> - Diagnosticeer de interpersoonlijke context: maak een **interpersoonlijke inventarisatie**.
> - Breng deze twee met elkaar in verband in een **formulering**, en verkrijg de expliciete toestemming van de patiënt.
> - Overweeg farmacotherapie.
> - Geef de patiënt de **rol van de zieke**.
> - Stel een **tijdslimiet**.
> - Bepaal de **structuur** van de behandeling.
> - Begin sessies met: '**Hoe is het gegaan sinds ons vorige gesprek?**'
> - Geef **psycho-educatie**.
> - Bespreek onvoorziene gebeurtenissen.

B. Het kan de patiënt helpen als hij de emotionele, fysieke en cognitieve symptomen van PTSS begrijpt. Je kunt deze met hem bespreken door de paragraaf met de classificatiecriteria uit de DSM-5 (zie ◘ tab. 1.1) samen door te nemen. Het periodiek herhalen van het CAPS-interview of andere meetinstrumenten die de ernst van de PTSS gedurende de behandeling beoordelen, zal de afname van de symptomen bekrachtigen. Het bekijken van de sociale gevolgen van PTSS – beschadigde relaties et cetera – is vanuit IPT-perspectief van doorslaggevend belang.

C. De patiënt kan worden gerustgesteld door uit te leggen dat PTSS *behandelbaar* is met verschillende behandelingen. IPT heeft het tot dusver zeer goed gedaan. Zelfs de symptomen waar IPT zich niet direct op richt (bijv. flashbacks) worden vaak verlicht als het syndroom op IPT reageert. Je kunt niet beloven dat IPT de patiënt zal helpen; geen enkele behandeling werkt voor iedereen, maar je bent optimistisch en hoopvol gestemd over de mogelijkheid dat de patiënt zijn leven weer op de rails krijgt. Zelfs als IPT niet werkt zijn er alternatieve vormen van psychotherapie en medicatie die kunnen werken.

Het doel van deze beginfase is het zo efficiënt mogelijk uitvragen van de persoonlijke geschiedenis en het bepalen van de structuur voor de behandeling, zodat er zo veel mogelijk tijd overblijft in de middenfase om de stoornis daadwerkelijk te behandelen. Hoe angstiger, gedesorganiseerder, wantrouwender of sociaal ongemakkelijker je patiënt is, des te langer het waarschijnlijk duurt om de geschiedenis uit te vragen en de basale therapeutische alliantie te ontwikkelen die nodig is om verder te gaan. In Taken in de beginfase van IPT bij PTSS (zie kader) worden de taken van deze fase samengevat.

IPT voor PTSS – middenfase

5

Mijn tong vertelt je de woede van mijn hart
Mijn hart die het verhult, zal anders breken …

Shakespeare, *De getemde feeks, IV, 3*

Nadat je van de patiënt diens expliciete instemming met de formulering hebt verkregen, begint de tweede fase van de behandeling. Deze bestaat grofweg uit sessie 4 tot 11. Jullie richten je op het interpersoonlijke probleemgebied (rouw, rolverandering of interpersoonlijk conflict) om het emotionele begrip van interpersoonlijke interacties en van het interpersoonlijk functioneren te vergroten. Door succesvolle sociale ervaringen (bijv. een geslaagde interactie met een collega of een gezinslid) krijgt de patiënt waarschijnlijk meer het gevoel controle over de omgeving te hebben en zullen symptomen afnemen. Het IPT-handboek (Weissman et al. 2015) beschrijft voor elk probleemgebied specifieke strategieën en doelen. Deze verschillen bij PTSS niet noemenswaardig.

De doelen voor *rouw* zijn het verlichten van rouw (catharsis) en de ontwikkeling van nieuwe relaties en activiteiten. Dit laatste dient ertoe om de leegte te vullen die het verlies heeft veroorzaakt. Rouw is op zichzelf geen psychiatrische stoornis, maar gecompliceerde rouw is dat wel. De symptomen zijn soms anders dan bij normale rouw, bijvoorbeeld buitensporige schuldgevoelens en suïcidale gedachten. De dood van de ander kan worden geassocieerd met onbehaaglijk ambivalente gevoelens jegens deze persoon en de verloren relatie. Dit kan ertoe leiden dat de partner helemaal niet rouwt of zich juist altijd zo schuldig voelt dat ieder moment van rust of plezier wordt gezien als verraad aan de overledene. Geen van beide houdingen is werkzaam.

Net als bij depressie exploreert IPT voor rouw bij PTSS de positieve en negatieve gevoelens van de patiënt ten aanzien van degene die is overleden. De doodsoorzaak is waarschijnlijk gekoppeld aan (of is) de traumatische gebeurtenis die het syndroom van de patiënt bepaalt. De therapeut focust niet op het trauma *per se*, maar op de relatie. Voor patiënten is het vaak gemakkelijker om te beschrijven wat ze fijn vonden en wat ze missen. De therapeut zoekt naar het affect en exploreert en valideert geleidelijk aan ook de minder positieve gevoelens. De boodschap is: het is oké, ja zelfs normaal, om iemand die overleden is niet aardig te vinden of zelfs een hekel aan hem te hebben. Je kunt gemengde gevoelens hebben, juist over degenen die dicht bij je staan. Het kan pijnlijk zijn om over je gevoelens te praten, maar het is niet gevaarlijk en het kan een opluchting zijn.

Als deze gevoelens opkomen *is het belangrijk dat je weerstand biedt aan de verleiding om heftige emoties, uit angst, weg te stoppen: het is jouw taak om te laten zien dat hevige gevoelens draaglijk zijn, geaccepteerd kunnen worden en voorbij zullen gaan.* Bij het leren omgaan met het verlies ervaart de patiënt vaak catharsis en begrijpt hij gevoelens beter. Tegelijkertijd richten de patiënt en de therapeut zich samen op actuele interpersoonlijke interacties en hoe deze zijn aangetast door PTSS. Patiënten voelen zich na de traumatische dood van een dierbare vaak stuurloos: ze moeten een nieuwe richting vinden en nieuwe relaties opbouwen. Dit begint gewoonlijk tijdens de behandeling.

In een *interpersoonlijk conflict* heeft de patiënt meer of minder openlijk problemen met een belangrijke ander: een partner, familielid, vriend of collega. Vaak is dit een gevolg van, of wordt het versterkt door, het feit dat de patiënt een traumatische gebeurtenis heeft meegemaakt. De therapeut en de patiënt bepalen of de relatie zich wel of niet daadwerkelijk in een impasse bevindt (zoals de patiënt dat meestal ziet) en welke interpersoonlijke strategieën hij kan gebruiken om dit op te lossen. Wat is het conflict? Wat wil de patiënt? Wat heeft hij al zelf geprobeerd? Wat kan er nog meer gedaan worden?

IPT noemt dit 'interpersoonlijke conflicten': het uitgangspunt dat relaties goed zijn wanneer er compromissen worden gesloten, is namelijk verstoord. Twee mensen zijn het niet over alles eens, dus doen beiden water bij de wijn en hopen zo tot een evenwichtige relatie te komen. Maar sommige relaties raken gepolariseerd: de ene persoon eist dat zijn behoeften worden bevredigd en de ander geeft hieraan toe ten koste van zichzelf. Iemand die angstig of depressief is, zich inadequaat voelt en zichzelf niet de moeite waard vindt om van te houden, zal eerder geneigd zijn toe te geven aan de ander. Toch lijden patiënten hieronder en gaan zich vaak wrokkig, niet gewaardeerd en hulpeloos voelen. IPT helpt hen door hun wensen en antipathieën vast te stellen en te valideren, en hen vervolgens via rollenspellen voor te bereiden op het *veranderen van de relatie zodat die evenwichtiger wordt*. Het doel van IPT is het verbeteren van het interpersoonlijke conflict of, als dat niet lukt, beëindiging van de relatie. Dat is op zijn beurt de voorbode van een rolverandering. De behandeling van interpersoonlijke conflicten, die lijkt op unilaterale relatietherapie, biedt uitstekende mogelijkheden om sociale vaardigheden te ontwikkelen of opnieuw te ontwikkelen.

Bij een *rolverandering* moet de patiënt inzien dat *wat nu voelt als chaos, kan worden gezien als een overgangsfase*. Vervolgens wordt er gerouwd om het verlies van de oude rol en ten slotte worden de mogelijkheden van de nieuwe rol erkend en geaccepteerd. Zelfs patiënten die objectief lijden onder vreselijke gebeurtenissen (bijvoorbeeld wanneer ze hebben gehoord dat ze geïnfecteerd zijn met hiv (Markowitz et al. 1998)), kunnen leren de positieve kanten van deze overgang te zien. Rolveranderingen zijn inherent aan PTSS: er is een overweldigende levensgebeurtenis geweest, waarna een patiënt anders tegen het leven aankijkt en iemand in het ergste geval de symptomen en interpersoonlijke problemen van PTSS heeft ontwikkeld. De behandeling focust op de interpersoonlijke gevolgen van het verlies of de verandering en op hoe de patiënt weer sociale steun en interpersoonlijke vaardigheden kan krijgen.

Zoals we al hebben besproken gaat het bij de vierde focus, *interpersoonlijk tekort*, om patiënten die weinig of geen nare levensgebeurtenissen hebben meegemaakt die de klachten zouden kunnen verklaren. Dit is de minst goed gedefinieerde IPT-categorie, met de slechtste prognose. Patiënten met PTSS hebben per definitie een bepalende levensgebeurtenis meegemaakt, waardoor we hier verder geen aandacht aan deze categorie hoeven te besteden.

Net als patiënten met een depressieve stoornis of een dysthyme stoornis zijn patiënten met PTSS vaak van mening dat gevoelens als boosheid 'slecht' zijn en hebben ze moeite om deze te erkennen of te uiten. Dergelijke affecten zijn echter onvermijdelijke menselijke reacties en ze kunnen informatie geven over wat er in hun interpersoonlijke omstandigheden aan de hand is. Ze komen vaak naar boven door interpersoonlijke conflicten. Mensen voelen boosheid nadat ze zijn aangevallen of beledigd, maar het negeren of onderdrukken van dit gevoel zorgt ervoor dat ze achterblijven met gevoelens van angst of onbehagen. De interactie is bovendien ongemakkelijk geëindigd, en de ander zal van de patiënt geen signaal krijgen dat zijn gedrag kwetsend of onacceptabel was. Het ongewenste interpersoonlijke patroon zal hierdoor waarschijnlijk blijven bestaan.

De therapeut moet de gevoelens van de patiënt in dergelijke situaties *aan het licht brengen, valideren en normaliseren, opties om ze* (verbaal) *te uiten exploreren* en deze in een *rollenspel* uitproberen. Dit proces gaat stap voor stap: begin pas met het exploreren van de opties als de patiënt zijn of haar gevoelens heeft erkend en deze kan verdragen. Als therapeut wil je niet overbrengen dat gevoelens vermeden moeten worden, dat jullie snel verder moeten als een sterk affect zich aandient. Het is beter om bij deze gevoelens te blijven, ze te verdragen (laten zien dat ze niet gevaarlijk zijn) en ze te leren begrijpen.

Een concept dat soms helpt, is het idee van een overtreding (Weissman et al. 2015). Bepaald gedrag overschrijdt geschreven of ongeschreven sociale regels. Ieder mens die de dupe is van een overtreding, heeft recht op boosheid; iedereen heeft recht op excuses. Voorbeelden van overtredingen zijn: botheid, verraad, leugens of geweld. Het concept van grensoverschrijdend gedrag – van iets wat iedereen als een overtreding beschouwt – kan voorzichtige, passieve patiënten helpen doordat ze het gevoel krijgen dat ze de sociale regels aan hun kant hebben. Dit kan een belangrijke herformulering zijn, die helpt om overtreders te confronteren met hun gedrag en om ongezonde relaties te veranderen.

5.1 Structuur van de sessies

1. *Openingszet.* Na de eerste sessie begint iedere sessie met de vraag: '*Hoe is het gegaan sinds ons vorige gesprek?*' Dit levert een verslag van de tussenliggende periode op en focust de patiënt op recente gebeurtenissen en daarmee samenhangende affecten. Het exploreren hiervan helpt de patiënt om gevoelens in verband te brengen met het functioneren in het dagelijks leven. Als de patiënt een gebeurtenis beschrijft die in de periode tussen de sessies heeft plaatsgevonden, vraagt de therapeut hoe die van invloed is geweest op zijn gevoelens en symptomen. Als hij de eerste vraag daarentegen heeft beantwoord met een verandering van symptomen of stemming, vraagt de therapeut naar gebeurtenissen. Op deze wijze hebben de therapeut en de patiënt na twee vragen een recente, affectief beladen gebeurtenis vastgesteld die ze kunnen bespreken. Dit is een uitstekende basis voor psychotherapie en de essentie van IPT.
2. *Wat is er gebeurd?* De volgende stap is exploreren wat er is gebeurd. Waar ging het goed of fout? Wat wilde de patiënt dat er zou gebeuren? Hoe voelde hij zich? Als hij vertelt over een geslaagde interpersoonlijke interactie, steunt en bekrachtigt de therapeut dit ('Wat goed! … Hoe voelde jij je daarna?'). Als de patiënt een terugval heeft gehad, toont de therapeut medeleven. Vervolgens exploreren beiden hoe de huidige PTSS-symptomen van invloed waren op de interacties en hoe deze interacties op hun beurt de symptomen in stand hielden.

Bij de reconstructie van een kleine interpersoonlijke interactie die een emotionele impact op de stemming, de lijdensdruk en het zelfvertrouwen van de patiënt heeft gehad, help je hem bij het structureren van de gebeurtenis.

» 'Wat zei jij? … Wat zei hij/zij? … Hoe voelde jij je daarna? … Wat zei jij toen?'

Herhaal dit 'verhoor' (de technische IPT-benaming is *communicatieanalyse*) zo vaak als nodig is om de gebeurtenis te reconstrueren. De informatie die je verzamelt, kan zowel jouw begrip als dat van de patiënt op meerdere niveaus verbeteren:
1. Het geeft een beeld van hoe de patiënt van moment tot moment interacteert met een familielid, vriend of collega. Deze verslagen zorgen op den duur voor een gedetailleerder en preciezer beeld van het interpersoonlijke gedrag dan wanneer hij in algemene termen over deze interacties vertelt.

2. Door de gevoelloosheid en emotionele vermijding bij PTSS kan het herkennen van gevoelens in het begin moeilijk zijn. Het vertellen over interpersoonlijke interacties zorgt hierbij voor een cruciale ervaring in affectieve afstemming.
   'Wat voelde jij toen hij dat zei? ... Van streek? ... Op wat voor manier was je van streek? Hoe zou je dat gevoel noemen?'

Geleidelijk aan is de patiënt wellicht in staat om onbehaaglijke negatieve affecten als boosheid, verdriet en angst te onderscheiden. Deze gevoelens kunnen verschillende signalen geven over wat er aan de hand is in de interpersoonlijke interactie die hij beschrijft. Dit zorgt voor een emotioneel vocabulaire, een prestatie van formaat en een noodzaak om in de toekomst om te kunnen gaan met interpersoonlijke gebeurtenissen in het leven van de patiënt.

3. Je luistert of er dissonanties en discrepanties zijn tussen hoe de patiënt het gevoel in de interactie beschrijft ('Hoe voelde jij je?') en wat de patiënt tegen de ander zei ('En wat zei jij daarna?'). Voelde de patiënt zich bijvoorbeeld boos, maar zei hij niets? We kunnen dat patroon bij PTSS verwachten. Dergelijk gedrag zorgt vaak voor een angstig onbehagen, en de boosheid kan vervolgens in een andere, soms triviale situatie overkoken. Dit zal de patiënt alleen maar bevestigen in zijn idee dat gevoelens onbeheersbaar zijn en nog beter onderdrukt moeten worden. Doordat hij zijn gevoelens niet uit, weet de ander niet wat hij wel of niet wil, waardoor het interpersoonlijke conflict voortduurt. Het is dus op zichzelf belangrijk om uit te zoeken wat de patiënt tijdens een interactie voelt, maar elke discrepantie tussen wat de patiënt voelt en zegt heeft toegevoegde waarde. IPT werkt aan het *valideren van gevoelens* om zo het uiten ervan te stimuleren. Hierdoor wordt een toekomstige uitwisseling duidelijker en krijgt de patiënt een gevoel van controle over de situatie.

4. *Verdragen van het affect.* Het hiervoor genoemde proces stelt de therapeut in staat om uit te voeren wat in IPT *communicatieanalyse* heet. Deze is bedoeld om duidelijk te maken wat er tijdens de interactie gebeurde, hoe de patiënt zich voelde en hoe hij zich heeft gedragen. Het helpt ook bij het normaliseren van zijn emotionele reactie op de interacties. Deze affectieve afstemming speelt een belangrijke rol bij IPT in het algemeen, maar vooral bij IPT bij PTSS, waar de patiënten waarschijnlijk verdoving of afwezigheid van gevoelens rapporteren en hevige gevoelens associëren met gevaar. Je kunt in de sessie laten zien dat *hevige emoties weliswaar onaangenaam zijn, maar niet gevaarlijk* en voorbij zullen gaan als de patiënt er gewoon bij blijft. Bovendien zijn gevoelens cruciale wegwijzers bij wat er in relaties gebeurt en wie de patiënt wel of niet kan vertrouwen. Als er zich een sterk affect aandient, voel je je misschien in de verleiding gebracht om snel verder te gaan met het exploreren van de opties, maar doe dat niet te snel.

Laat de patiënt lang genoeg bij het gevoel blijven om in te zien dat het betekenisvol is en niet destructief. (Misschien zal een behaviorist zeggen dat dit een vorm van exposure en gewenning is, en dat klopt. Maar dergelijke exposure staat ver af van de stapsgewijze systematische hiërarchie van exposureoefeningen van de meeste gedragstherapieën voor PTSS.) Een emotionele sessie is meestal een goede sessie, ook al kan die heel vermoeiend zijn. En zo'n sessie ontwikkelt het reflectieve emotionele vermogen van de patiënt.

Jouw eigen emotionele reacties op de interacties die de patiënt beschrijft, leveren een sjabloon op voor reacties. Als jij je plaatsvervangend boos, verdrietig, of angstig voelt – als jij je gewoonlijk onder die omstandigheden zo zou voelen – geeft dat je waarschijnlijk informatie over een normale emotionele reactie.

5. *Opties.* Als jullie hebben vastgesteld waar het in de interactie goed of fout is gegaan, kun je de patiënt complimenteren dat hij die interactie überhaupt heeft aangedurfd en vervolgens de nieuwe vaardigheden bekrachtigen die hij heeft gebruikt.

'Wat dapper dat je dat probeerde. Zijn er ook dingen gebeurd waar je blij mee bent?'

Als de uitwisseling slecht is afgelopen kun je de patiënt met steun en empathie helpen bij het onderzoeken waarom het zo is gegaan:

» 'Goed dat je het probeerde. Hoe voelde dat? … Ik begrijp je teleurstelling over de afloop. Waar denk je dat het misging?'

Nadat de affectieve reacties op de situatie zijn genormaliseerd kun je alternatieve opties exploreren:

» 'Als er weer zoiets zou gebeuren, wat zou je dan anders kunnen doen?'

Patiënten zijn er soms van overtuigd dat ze geen opties hebben, maar dat is bijna nooit het geval. Zelfs als er maar weinig en moeilijke opties zijn, zijn ze er wel. Kom niet met suggesties, maar stimuleer de patiënt om zelf opties te bedenken: hierdoor zal hij zich competenter voelen. Alternatieve opties bestaan bijna altijd, zelfs als ze moeilijk te vinden zijn voor gevoelsarme, angstige en hulpeloze patiënten. Nuttige opties beginnen bij hoe de patiënt zich voelde en jouw validering van dit gevoel als een gepast sociaal signaal onder die omstandigheden.

» 'Dus, hoe voelde je je op dat moment? … En is het redelijk om je zo te voelen [gezien haar gedrag]?'

Sommige patiënten hebben herhaaldelijke, zachtaardige bekrachtiging nodig dat het niet erg is om boos te zijn wanneer iemand je beledigd heeft en dat de ander dit alleen maar kan weten – en het mogelijk niet meer zal doen – als je het hem vertelt.

Aannemelijke opties zijn vaak het *verwoorden* van gevoelens die de patiënt sinds kort heeft erkend en die hij met jouw hulp nu ziet als redelijke, normale, betekenisvolle emotionele reacties. Daarbij gaat het vaak om voor jezelf opkomen ('Dit zou ik willen doen') of de confrontatie met iemand aangaan over negatief gedrag ('Het stoort me als je dat doet').

In de loop van de behandeling wordt de kans steeds groter dat patiënten positieve interacties inbrengen: uitwisselingen waarbij zij hun behoeften hebben aangegeven en positieve reacties hebben gekregen, of de confrontatie met anderen zijn aangegaan over ongewenst gedrag waarop de ander excuses aanbood of terugkrabbelde. Als dat gebeurt feliciteer je de patiënt, zodat je het gedrag bekrachtigt. Je benadrukt het verband tussen succesvol interpersoonlijk gedrag en het zich beter voelen.

» 'Goed gedaan! … En, hoe kreeg je dat voor elkaar? … Ga je dit in de toekomst opnieuw zo aanpakken?'

6. *Rollenspel.* Als de patiënt uitvoerbare opties heeft bedacht, kunnen jullie deze oefenen in een *rollenspel.* Het is het best om dit spontaan te doen, waarbij jij de ander speelt, in plaats van een kunstmatige situatie te scheppen door te zeggen: 'Laten we een rollenspel gaan doen.' Gebruik de situatie en dialoog waarover de patiënt net heeft verteld om de confrontatie uit te spelen. Hopelijk gaat de patiënt daarin nu een andere kant op. Als hij dat heeft gedaan, kun je stoppen met het rollenspel en het evalueren, waarbij je de reactie van de patiënt zowel qua *inhoud* als qua *toon* uitvraagt:

» 'Hoe voelde het [om dat te zeggen]?'
(Dus, hoe was het om directer of assertiever te reageren?)
'Zei je wat je wilde zeggen?'
(Zo niet, wat zou de patiënt willen toevoegen of anders willen zeggen?)
'Hoe vond je je toon? Hoe denk je dat het overkwam?'

Sommige patiënten zijn bang dat ze 'gemeen' of 'slecht' zijn als ze hun woede tonen. Een rollenspel biedt een gelegenheid om te oefenen met het aanpassen van de toon, zodat deze niet te nederig of te meegaand is, maar ook niet te boos en explosief. Op grond van het oordeel van de patiënt en jouw feedback (bij voorkeur in de vorm van een vraag: 'Wat vond jij van de manier waarop je met haar omging?') kunnen jullie het rollenspel herhalen totdat de patiënt tevreden is.

» Het is ook verstandig om onvoorziene omstandigheden te exploreren. Je kunt bijvoorbeeld vragen: 'Hoe denk je dat Mark zal reageren als je dat zegt?'

De patiënt kan met onverwachte antwoorden komen, die je kunt opnemen in het daaropvolgende rollenspel. Hoe kan hij reageren als zijn partner de neiging heeft om te boos te worden? ('Welke opties heb je?'). Hoe meer onvoorziene gebeurtenissen je bespreekt, hoe meer oefening de patiënt krijgt en hoe groter de kans is dat hij het aandurft om het rollenspel daadwerkelijk om te zetten in interpersoonlijke actie.

Als de patiënt op je openingsvraag reageert met een positieve of negatieve gebeurtenis, leidt dit tot een exploratie van het interpersoonlijk functioneren en een versterking van interpersoonlijke vaardigheden. Zelfs negatieve uitkomsten leiden zo tot een constructieve exploratie en nieuwe plannen. Aarzel niet om de patiënt te feliciteren met prestaties (hij heeft die bekrachtiging nodig) of mee te leven bij een terugval. Beide interventies leiden, indien vergezeld van authentieke gevoelens, tot versterking van de therapeutische alliantie. Erken dat de patiënt lijdt en dat het moedig is om interpersoonlijke risico's te nemen. Er is geen formeel huiswerk in IPT, maar de structuur van de behandelfocus vormt een opdracht op zichzelf, bijvoorbeeld de noodzaak om tijdens een kortdurende therapie een rolverandering te bewerkstelligen. Het rollenspel impliceert zo dat de patiënt dit vroeger of later in het echte leven zal willen toepassen.

Daarom focus je in de behandeling op dagelijkse interacties met belangrijke anderen of vreemden: hoe de patiënt een interactie met een familielid, een vriend, een collega, een arts of gewoon iemand op straat heeft aangepakt. Richt je voor het affect op de details van de interactie. Vraag naar de naam van de mensen en naar de daadwerkelijke dialoog in plaats van een samenvatting. Door deze alledaagse interacties krijgt de patiënt de gelegenheid om gevoelens en behoeften op een gepaste manier te uiten. Daardoor verlopen ze beter en krijgt hij het gevoel dat de wereld veiliger en beter beheersbaar is dan hij dacht door zijn PTSS. Zodra deze interacties goed verlopen, bekrachtig je de nieuwe interpersoonlijke vaardigheden en leg je altijd het verband tussen stemming en levensgebeurtenissen ('Je hebt dat goed aangepakt! Geen wonder dat je je wat beter voelt.').

De patiënt komt de week daarna terug en wordt met dezelfde openingsvraag begroet. Dit levert een nieuwe interpersoonlijke situatie op die hopelijk verband houdt met het probleemgebied: een update van de vorige sessie. Als de patiënt goed is omgegaan met de situatie, voelt hij zich wellicht beter en kun je de successen bekrachtigen. Zo niet, dan kun je medeleven tonen, een nieuwe strategie ontwikkelen en hem stimuleren om aan interpersoonlijke problemen te blijven werken. Ik moedig mijn patiënten aan met 'Leef gevaarlijk!' – niet om hen roekeloze dingen te laten doen, maar om hen gepaste interpersoonlijke risico's te laten nemen die de eerste keer wel gevaarlijk aanvoelen.

Samengevat zou de algehele voortgang er als volgt moeten uitzien:

1. Stel een recente, affectief beladen gebeurtenis vast, en bepaal de uitkomst.
2. Onderzoek wat de gevoelens van de patiënt hierover zijn. Hij ontwikkelt een nuttige vaardigheid als hij wordt geholpen bij het benoemen van gevoelens. Nogmaals, ga heftige gevoelens niet uit de weg, maar laat de patiënt deze ervaren als nuttig en betekenisvol.
3. Valideer deze gevoelens. Gewoonlijk zul je kunnen meeleven en de gevoelens van de patiënt steunen. De emoties die een bepaalde gebeurtenis teweegbrengt, zijn vaak intuïtief voorspelbaar. Als de patiënt hierop een vreemde of verwarrende reactie rapporteert, is het de moeite waard om deze gevoelens te exploreren, de situatie te begrijpen vanuit het perspectief van de patiënt en zijn reactie te valideren. Als de patiënt schuldgevoelens heeft of een PTSS-gerelateerde reactie, kun je die labelen als symptomen van de ziekte.
4. Het vervolg hangt af van hoe de interactie is gegaan:
   a. Als die goed is gegaan, *steun je het aangepaste interpersoonlijke gedrag van de patiënt*. Feliciteer de patiënt met zijn succes. Toejuichen is prima, zo lang het authentiek is en past bij de mate van het succes.
   b. Als het niet goed gegaan is, *leef je mee; onderzoek de gevoelens van de patiënt* (bagatelliseer niet of vlak de gebeurtenis niet uit). Erken dan dat de dingen niet goed zijn gegaan en *exploreer alternatieve, interpersoonlijke opties*. Als jullie tot een aannemelijk alternatief zijn gekomen, probeer dit dan uit in een *rollenspel*. Gewoonlijk betekent dit dat jullie een rollenspel doen waarbij de patiënt zichzelf speelt. Als de patiënt een rollenspel kunstmatig vindt, kun je in een rollenspel glijden door de gevoelens van de patiënt uit te vragen en hem te vragen of hij deze wil uiten tegenover de ander. Of vraag: 'Hoe zou jij in jouw gedachten (fantasie) willen reageren?' Voordat hij het beseft, zit de patiënt in een rollenspel.
5. *Thematische continuïteit* maakt dat de therapie coherent aanvoelt. Hamer niet om de paar minuten (of zelfs niet elke sessie) op het idee van gecompliceerde rouw, interpersoonlijk conflict of rolverandering. Herinner de patiënt er – indien relevant – aan hoe de PTSS-symptomen het functioneren beïnvloeden of hoe hij zich gedraagt in een interpersoonlijk conflict of bij een rolverandering. Dit kan helpen om alles te integreren. Het kan goed werken om aan het einde van de sessie een samenvatting te geven.

5.2 **Thema's**

Kenmerkende thema's in IPT bij PTSS zijn ideeën die veerkracht benadrukken.

» 'Pak je leven weer op.'
'Je hebt vreselijke en onvoorspelbare dingen doorstaan, maar je kunt enige controle over je omgeving hebben.'
'Je bent een overlever.'
(Primo Levi beschreef hoe zijn gruwelijke ervaringen in Auschwitz hem 'rijper en sterker' maakten en een 'overgangsrite' vormden (Levi 2003).)

Het bespreken van interpersoonlijke gebeurtenissen en het exploreren van gevoelens en nieuwe opties om met dergelijke situaties om te gaan, kunnen helpen om een gevoel van controle over de interpersoonlijke omgeving te hervinden. Dit geeft ruimte voor een gepaste ontlading van affect, betere socialisering en een afname van symptomen. Als de patiënt zich beter voelt, kan hij spontaan overgaan op zelfexposure, maar dat is niet de behandelfocus. De steunende, stimulerende boodschap van de therapeut is dat het trauma op zichzelf al erg genoeg is en dat het de zaak alleen nog maar erger maakt dat die gebeurtenis uit het verleden ook nog eens negatieve invloed heeft op het huidige functioneren in interpersoonlijke interacties.

Bij het behandelen van patiënten met trauma's uit de kindertijd of andere situaties waarin de patiënt daadwerkelijk weinig controle had, helpt het om de pijn van die situatie te erkennen maar tegelijkertijd te wijzen op het feit: *'Dat was toen en dit is nu.'* De patiënt heeft nu, als volwassene, meer controle over de interpersoonlijke interacties en kan er anders mee omgaan. Dat kan een nuttige interventie zijn om hem van het verleden naar het heden te begeleiden.

IPT bij PTSS focust op emoties en interpersoonlijke omstandigheden en niet op de directe behandeling van de symptomen zelf. Een patiënt kan flashbacks of andere symptomen ontwikkelen door recente interpersoonlijke gebeurtenissen opnieuw te bespreken. Als dat het geval is, kun je de patiënt eraan herinneren dat dit symptomen van PTSS zijn, die waarschijnlijk verdwijnen als hij weer controle krijgt over zijn interpersoonlijke situatie. (Dit blijkt uit onderzoek (Markowitz et al. 2015).) Het kan nuttig zijn te vertellen dat dergelijke symptomen vaak niet toevallig ontstaan, maar verband houden met stressvolle huidige omstandigheden, zoals een afspraak met een vriend als je je onzeker of wantrouwend voelt. Stemming en levensgebeurtenissen interacteren op kleine schaal en op grote, traumatische schaal met elkaar. Als therapeut wil je een interpersoonlijke thematische focus handhaven (en bijvoorbeeld liever geen biologische, cognitieve of andere formuleringen geven van symptomen die een patiënt kan ervaren).

De korte beschrijving hierboven (waar nader op in wordt gegaan in Weissman et al. 2007) laat zien dat IPT een gefocuste maar niet een overgestructureerde behandeling is. Vanwege de nadruk op gevoelens en sociaal functioneren, ontwikkelen patiënten sociale vaardigheden.

IPT-therapeuten bieden steun, verheldering en realistisch klinisch optimisme. Ze normaliseren de gevoelens van de patiënt binnen een interpersoonlijke context en stimuleren hem (geholpen door de tijdslimiet) om praktische problemen binnen dagelijkse interacties aan te pakken en op te lossen. Ze zijn vriendelijke bondgenoten met een betrekkelijk ontspannen en informele houding. Ze kunnen soms wat van zichzelf onthullen of advies geven als dit klinisch gerechtvaardigd is. Ze interpreteren *geen* dromen (als de patiënt een droom beschrijft kan de therapeut wel kort helpen om de manifeste interpersoonlijke inhoud te exploreren) of overdracht. Ze geven *geen* huiswerk en stimuleren *niet* dat er formele exposure aan triggers plaatsvindt.

In onze onderzoeken zeiden we tegen de IPT-therapeuten: '*Je hoeft de patiënt niet te ontmoedigen als hij uit zichzelf triggers onder ogen ziet, maar je moet dergelijk gedrag ook niet aanmoedigen.*' Het doel van IPT in het onderzoek was het toetsen van een *andere* benadering van PTSS-behandeling tegenover de standaardexposure aan triggers van een trauma. IPT dient te focussen op interpersoonlijke interacties in het huidige leven van de patiënt, niet op het reconstrueren, herbeleven en onder ogen zien van herinneringen aan trauma's uit het verleden.

5

IPT bij PTSS – rolverandering

© Bohn Stafleu van Loghum is een imprint van Springer Media B.V., onderdeel van Springer Nature 2021
J. C. Markowitz, *Interpersoonlijke psychotherapie bij posttraumatische stressstoornis*,
https://doi.org/10.1007/978-90-368-2559-7_6

Geen tong kan het vertellen, geen geest kan het bevatten, geen pen kan de vreselijke beelden beschrijven die ik deze ochtend heb gezien.

Unie-kapitein John Taggert, 9de *Pennsylvania Reserves Antietam*, 17 september 1862

Ik zeg altijd, je moet weten wanneer je het oude leven los moet laten en verder moet gaan zonder terug te kijken met spijt. Anders zul je verdrietig zijn omdat je altijd iets verliest. Zo is het leven: als je je te hard laat raken door ongeluk, sta je niet open voor nieuwe kansen.

Susan Sontag: *The Volcano Lover*. (New York: Picador, 1992, pag. 402)

De meeste IPT-handboeken beginnen bij gecompliceerde rouw. In ons gerandomiseerde onderzoek waren 40 patiënten toegewezen aan IPT. Achtendertig begonnen daadwerkelijk met de behandeling en stemden in met een behandelfocus. Van deze 38 patiënten werden er 30 (79 %) behandeld voor rolverandering. Omdat rolverandering het meest voorkomende probleemgebied is bij patiënten met PTSS beginnen wij daarmee. Dit hoofdstuk en de volgende gaan uit van casussen die de probleemgebieden illustreren. Alle casussen zijn geanonimiseerd om de vertrouwelijkheid van de patiënten te beschermen.

6.1 Casus 1

Martina was een witte administratief medewerker van 25 jaar, die meer dan vier jaar PTSS en een depressieve stoornis had. Haar voornaamste klacht was: 'Ik voel me vreemd en afgesneden.' Op 11 september 2001 was ze bijna overleden door het puin van het World Trade Centre, waar ze toevallig te laat op haar werk was gekomen en deel uitmaakte van de uittocht uit het centrum van Manhattan. Door dit verwoestende ongeluk raakte ze werkloos. Een maand later werd ze in de hal van haar flatgebouw met een mes bedreigd en beroofd. De overvallers stalen haar koffer met daarin haar enige diskette van het boek waaraan ze de voorgaande twee jaar had gewerkt. Ze voldeed aan de DSM-IV-criteria van PTSS, met flashbacks, hypervigilantie, onthechting en wantrouwen tegenover anderen. Haar CAPS-score was 60, een indicatie voor ernstige PTSS (Weathers et al. 2001). Ze voldeed ook aan de criteria van een matige tot ernstige depressieve episode met een score van 23 op de 24 items van de Hamilton Depression Rating Scale[1] (HDRS; Hamilton 1960). Ze kon nergens van genieten, was bang, had het gevoel dat ze andere mensen niet kon vertrouwen en dat het leven hopeloos was. Ze had de relatie met haar vriend verbroken, omdat ze het idee had dat hij niet begreep wat zij had meegemaakt.

In de eerste twee sessies vroeg de therapeut haar geschiedenis uit en deed een interpersoonlijke inventarisatie. Martina was de jongste van drie zussen. Ze had geen eerder trauma. Sinds haar kindertijd was ze passief en vermijdend in de omgang met anderen. Ze vertelde dat ze nooit van confrontaties had gehouden, haar gevoelens liever voor zich

---

1   De HDRS is een klinisch interview dat vooral gebruikt wordt in onderzoekscentra en een lange staat van dienst heeft. In de gewone ambulante praktijk worden in Nederland over het algemeen zelfinvullijsten gebruikt om de ernst van een depressie te meten. Voorbeelden hiervan zijn de BDI-2 en de IDS of de QIDS.

hield en tegenover anderen een passieve, subassertieve rol innam. Ze had vrienden en soms kortstondige seksuele relaties, maar ze had altijd moeite gehad met intimiteit. Er was niemand die ze als een vertrouweling beschouwde.

Ze was een alerte, stille vrouw die conform kalenderleeftijd oogde. Ze zag er goed verzorgd uit en was behoudend, kleurloos gekleed. Haar motoriek was licht geagiteerd, haar spraak zacht en aarzelend, vloeiend en zonder druk. Ze vermeed oogcontact. Haar stemming was angstig en depressief, met een vlak affect. Haar gedachten leken doelgericht, met ruminatie over haar falen ('Ik ben een zwak mens'). Ze rapporteerde passieve suïcidale gedachten zonder plannen of intentie. Het bewustzijn was redelijk helder.

Martina vertelde dat ze haar recente trauma met haar familieleden had gedeeld en 'enige steun' had gekregen. Ze hadden kort geluisterd, haar onderbroken en gezegd dat ze zich eroverheen moest zetten. Martina had dit verwacht, en ze ontkende enige emotionele reactie op deze uitwisseling. Ze had een soortgelijke interactie gehad met haar vrouwelijke huisgenoot. Ze voelde zich eenzaam en onbegrepen. Ze trok zich terug van de paar vrienden die ze had en hield afstand van de collega's op haar nieuwe werk. Ze deed ook geen poging tot schrijven. Het voelde alsof haar leven voorbij was en er ieder moment een nieuwe ramp kon gebeuren.

Martina's therapeut vatte haar situatie samen als een rolverandering:

Therapeut	Je hebt me veel nuttige informatie gegeven. Mag ik vragen of ik het goed begrepen heb? Je hebt niet één maar twee trauma's meegemaakt, die beide levensbedreigend en zeer heftig waren. Door deze trauma's heb je een CAPS-score van 60, wat betekent dat je een ernstige posttraumatische stressstoornis hebt. PTSS is echter een behandelbare ziekte, en er is een goede kans dat je je tijdens deze behandeling van 14 weken beter gaat voelen. Wat jou overkomen is, is niet jouw schuld. Het is erg genoeg dat jij deze verschrikkelijke gebeurtenissen hebt moeten meemaken, maar het is nog erger dat PTSS jouw dagelijks leven aantast en het je moeilijk maakt om van dingen te genieten of met andere mensen om te gaan. Het heeft ervoor gezorgd dat je geïsoleerd en ongelukkig bent, en niet weet wie je kunt vertrouwen. Deze kortdurende therapie is een kans om *je leven terug te winnen*, zodat deze twee rampen je er niet van weerhouden om een fijn en bevredigend leven te leiden. Wat jij hebt meegemaakt noemen we een rolverandering: er zijn vreselijke dingen gebeurd die jouw leven en je gevoel wie je kunt vertrouwen hebben veranderd. Ik stel voor dat we de overige 11 sessies gebruiken om te kijken hoe PTSS jouw gevoelens en relaties beïnvloedt, zodat jij kunt beslissen wie je wel en niet kunt vertrouwen. Lijkt dit je zinvol?

Het leek haar zinvol. Ze werden het aldus eens over de formulering die de rest van de behandeling bepaalde. IPT focuste niet op de trauma's van Martina, die nooit meer rechtstreeks benoemd werden, maar op de impact ervan op haar relaties. Deze waren wellicht nooit hecht geweest, maar door de PTSS nog afstandelijker geworden. De therapeut stelde een behandeling voor van nog eens 11 opeenvolgende wekelijkse sessies van 50 minuten en gaf de patiënt de ziekenrol:

Therapeut	Niemand is op zijn best na iets dergelijks te hebben doorstaan. Je bent zwaar getroffen, en dat blijkt ook uit je symptoomscores. Je kunt dan ook verwachten dat het moeilijk is om te functioneren: sta jezelf toe om de dingen niet te doen die je niet aankunt, net zoals je dat zou doen tijdens een griep. PTSS is veel erger dan de griep. Als we aan deze problemen werken, zul je je waarschijnlijk geleidelijk aan beter gaan voelen en beter functioneren. We zullen de metingen op regelmatige momenten herhalen om te zien of je beter aan het worden bent.

Nu Martina en de therapeut het eens waren over de formulering begonnen ze aan de middenfase van IPT. Martina bleef geagiteerd en terughoudend, en ze gaf toe dat ze enige angst en depressie voelde, maar rapporteerde verder onthechting van gevoelens. De therapeut begon iedere sessie met de vraag:

Therapeut	'Hoe is het gegaan sinds we elkaar vorige week zagen?'

Dit leverde vaak kleine dagelijkse gebeurtenissen op, vooral op haar werk, aangezien Martina altijd al een mager sociaal leven had gehad dat door de PTSS nog verder was verschraald. De therapeut vroeg daarop:

Therapeut	'En hoe voelde jij je daardoor?'
Martina	Ik weet het niet. Ik voelde niets … Misschien een beetje van slag.
Therapeut (explorerend)	'Op wat voor manier van slag? … Hoe noem je dat gevoel?' Nadat het gevoel op deze wijze verhelderd was: 'Is dat logisch of redelijk om dat gevoel op dat moment te hebben?'

Martina bleek op haar werk een vriendin te hebben, Jamie, die enkele weken na de start van Martina's therapie een week op vakantie ging. Martina zou haar werk overnemen, wat betekende dat ze dubbel zoveel werk had. Aan het einde van de week belde Jamie en vroeg of ze haar werk nog een week wilde overnemen. Martina stemde toe. Toen ze dit in therapie besprak, zei ze dat het 'niet zoveel voorstelde'. Aan het einde van de tweede week belde de vriendin en vroeg of ze het nog een week kon doen. En Martina kreeg het gevoel dat er misbruik van haar werd gemaakt.

Martina	Ik wil aardig zijn, maar ik begin me hier wat ongemakkelijk bij te voelen. [Stilte]
Therapeut	Vertel.
Martina	Nou, ze leek aardig, en ik wilde ook aardig zijn, maar ik moest overwerken, en ze lijkt het niet te zien of te waarderen.
Therapeut	Daar lijkt het op. Wat voor gevoelens geeft dat?
Martina	O niets, ik weet het niet.
Therapeut	[trekt de wenkbrauwen op en wacht]
Martina	Ik denk dat het me een beetje stoort.
Therapeut	Hoe noem je dat gevoel?
Martina	Misschien een beetje gefrustreerd, een beetje … geërgerd.
Therapeut	Hm. En lijkt dat een redelijke reactie als Jamie steeds meer van je vraagt en niet lijkt te merken wat dat voor jou betekent?
Martina	… Ja, ik denk het wel. Ik ben een beetje boos op haar. Maar daar houd ik niet van. Ik heb dat gevoel nooit eerder gehad.
Therapeut	Vertel me daar wat meer over.
Martina	Ik vind het gewoon niet prettig. Het voelt alsof ik gemeen ben, alsof ik geen goed mens ben.
Therapeut	Heb je het gevoel dat die boosheid uit het niets is gekomen, of denk je dat er een reden voor is?

Ze bespraken of Jamie grensoverschrijdend gedrag heeft vertoond, of ze door een beetje te veel van Martina te vragen 'over de grens' is gegaan. De therapeut begon de gevoelens te normaliseren:

Therapeut	Als je zonder aanleiding boos op iemand wordt, is dat misschien gemeen. Boosheid is echter vaak een nuttig sociaal signaal, dat je vertelt dat iemand anders zich misdraagt. Zo *weet* je eigenlijk dat iemand je niet goed behandelt: je voelt je geërgerd of kwaad.
Martina	Ik voel me hier niet zo prettig bij.
Therapeut	Niemand voelt zich prettig bij boosheid, en PTSS maakt het nog moeilijker om ermee om te gaan: hevige 'negatieve' emoties als boosheid voelen soms overweldigend. Maar we proberen uit te vinden wie je kunt vertrouwen, en dit is een manier om dat te doen.

Nadat de therapeut de boosheid heeft genormaliseerd, vraagt de therapeut wat Martina ermee kan doen:

Therapeut	Je gevoelens vertellen je dus iets over hoe Jamie zich gedraagt – of misdraagt. Wat kun jij daaraan *doen*? … Welke opties heb je?
Martina	Ik weet het niet, ik denk niet dat ik iets kan doen.
Therapeut	[zwijgt]
Martina	Ik denk dat ik haar opgeef als vriendin.
Therapeut	Dat is zeker een optie. Maar je vertelde dat Jamie degene is met wie je het vriendschappelijkst omgaat op je werk. Heb je nog andere opties voordat je haar opgeeft?

Met een beetje aandringen komen ze bij het idee dat Martina haar gevoelens zou kunnen verwoorden.

Martina	Ik zou iets kunnen zeggen …
Therapeut	Goed idee! Je zou je gevoelens kunnen verwoorden. Wat zou je kunnen zeggen?
Martina	Ik weet het niet, ik voel me niet op mijn gemak … 'Jamie, het is niet dat ik je je vakantie misgun, maar misschien besef je niet wat al deze extra dagen voor mij betekenden. Het is best zwaar geweest.'
Therapeut	[wacht even om te zien of ze verdergaat]: Hoe klonk dat? Zei je wat je wilde zeggen?
Martina	Laat ik het nog een keer proberen. 'Jamie, ik was eerst niet boos omdat je weg was, maar nu je steeds langer wegblijft, krijg ik het gevoel dat je een beetje misbruik van me maakt. Het voelt … alsof je helemaal geen aandacht hebt voor hoe ik mij voel.'
Therapeut	Hoe klonk dat? Hoe voelde dat?
Martina	Beter.
Therapeut	Wat vond je van je toon – kwam het over zoals je wilde?
Martina	Ik weet het niet, misschien was het niet stellig genoeg …
Therapeut	Laten we het nog een keer proberen …

Na enige tijd kwamen ze tot een gemakkelijker rollenspel, waarbij Martina voorzichtig wat meer affect vertoonde.

Therapeut	Dit is een grote stap. Als jij Jamie vertelt hoe jij je voelt, en ze poeiert je af, kan dat betekenen dat je haar niet kunt vertrouwen en dat het verstandig kan zijn om de vriendschap te beëindigen. Als ze daarentegen hoort wat je zegt en misschien excuses aanbiedt, kun je haar misschien vertrouwen en de vriendschap voortzetten.
Martina	Dat klinkt verstandig.

In de volgende sessie gingen ze hier niet verder op in. Martina vertelde over haar huisgenote en een akkefietje met haar familie. De therapeut had gehoopt dat Martina Jamie met haar gevoelens had geconfronteerd, maar besefte dat de dingen in Martina's tempo zouden gaan. De volgende sessie:

6

Therapeut	Hoe is het gegaan sinds wij elkaar voor het laatst zagen?
Martina	Een beetje beter eigenlijk.
Therapeut	Goed om te horen. Is er iets gebeurd dat daaraan heeft bijgedragen?
Martina	Eigenlijk wel, ja. We hebben het gehad over Jamie, die eindelijk terugkwam op ons werk. Ik was een beetje nerveus, en ik wilde er eigenlijk niet over beginnen, maar toen we over iets anders aan het praten waren, gebeurde het.
Therapeut	Wat gebeurde er?
Martina	Nou, ik ergerde me eraan dat ze er niet eens iets van zei dat ik zo lang voor haar had waargenomen, en uiteindelijk zei ik iets. Het was niet precies wat we hadden geoefend, maar het kwam aardig in de buurt. En ze zei: 'Ik vind dat je me een excuus verschuldigd bent.' Daarna was ik pas echt zenuwachtig, en ze keek me aan. Maar toen zei ze: 'Weet je, je hebt gelijk. Het spijt me. Ik denk dat ik misbruik heb gemaakt van je goedhartigheid.'
Therapeut	Wauw! Hoe voelde jij je toen?
Martina	Het voelde geweldig dat ik het had aangedurfd om iets te zeggen en vooral dat ze me hoorde en erkende dat ik gelijk had. Ik voelde me beter … ik denk dat we vriendinnen kunnen blijven.
Therapeut	Goed werk! Dapper dat je het risico durfde te nemen, en het klinkt alsof het de moeite waard was. Dus misschien kun je je gevoelens vertrouwen en ze zelfs verwoorden om te zien of je mensen kunt vertrouwen?
Martina	Misschien.

Vanaf dat moment leek Martina minder symptomen te vertonen. Twee sessies later vertelde ze dat haar gynaecoloog haar tijdens een onderzoek ruw had behandeld, waarbij ze zich kwetsbaar had gevoeld en pijn had gehad. De dokter had de procedure uitgelegd, en Martina had niet verteld hoe slecht ze zich had gevoeld. Het was een angstige, onthechte waas geweest. De IPT-therapeut valideerde de gevoelens van pijn en boosheid, en besprak mogelijke reacties, en ze oefenden hiermee in een rollenspel. Martina vertelde later dat ze de volgende dag haar dokter had gebeld, een afspraak had gemaakt en, tot haar eigen verbazing, haar beklag had gedaan. Maar het verbaasde haar nog meer dat de dokter zijn excuses had aangeboden.

| Therapeut | Hoe is het gegaan sinds we elkaar voor het laatst hebben gezien? |
| Martina | Beter en ik zal je vertellen waarom! |

Na dit incident namen de symptomen verder af, waarschijnlijk door Martina's gevoel dat ze voor zichzelf kon opkomen en controle over haar omgeving had. Door deze successen nam ze meer interpersoonlijke risico's; ze vertelde bijvoorbeeld tegen haar familie hoe zij zich niet gesteund had gevoeld toen ze over haar trauma's had verteld. Gelukkig kreeg Martina elke keer excuses aangeboden van de mensen die ze met haar gevoelens confronteerde. Als therapeut hoop je op dergelijke resultaten. Voor de zekerheid had haar therapeut echter onvoorziene reacties met haar besproken: 'Hoe ga je ermee om als ze geen excuses aanbieden? Welke opties heb je? En ze hadden deze in rollenspellen geoefend, zodat ze voorbereid was als het niet zo soepel zou verlopen.

Door deze succesvolle confrontaties voelde Martina zich sociaal steeds competenter. Ze besefte dat haar gevoelens bestaansrecht hadden en betekenisvol waren en dat ze deze kon gebruiken om voor zichzelf op te komen. Ze werd meer open tegenover haar huisgenote, waardoor het afstandelijke samenwonen veranderde in een vriendschap. Aan het einde van de behandeling voelde ze dat ze dit beter deed dan ooit, zelfs beter dan voor het trauma van 11 september. De PTSS en de depressie waren genezen: haar CAPS-score was gedaald naar 17 en haar score op de Hamilton Depression Rating Scale naar 4. Ze had om promotie gevraagd en kwam ervoor in aanmerking, was weer gaan schrijven en had haar sociale contacten hersteld. Ze had weer voorzichtig afspraakjes gemaakt en had aan het einde van de therapie het gevoel dat ze daar beter in was geworden.

De afsluiting in sessie 12–14 was in haar woorden 'met gemengde gevoelens'. Aan de ene kant had Martina door het nieuwe gevoel van sociale competentie vleugels gekregen. Ze vloog ook letterlijk: sinds het trauma van 11 september had ze vliegtuigen gemeden. Nu had ze spontaan een vliegvakantie geboekt, wat ze pas aan haar therapeut vertelde toen ze al een ticket had gekocht. Aan de andere kant maakte ze zich zorgen dat ze zich gedeprimeerd voelde. Toen ze dit bespraken kwam ze met haar therapeut tot het besef dat ze zich *verdrietig* voelde – zonder neurovegetatieve symptomen, schuld of suïcidale gedachte – bij het vooruitzicht dat de therapie zou eindigen. Haar therapeut normaliseerde verdriet als de emotie van scheiding en verlies: normaal en helemaal niet hetzelfde als depressie, hoewel de gevoelens een overlap kunnen hebben. Martina maakte voor de laatste sessie een taart voor haar therapeut en bedankte de therapeut voor 'het bijna redden van mijn leven'. Bij een follow-up na zes maanden ging het nog steeds goed; ze had een relatie, kreeg haar promotie en had geen behoefte aan verdere therapie.

We kunnen zien hoe anders deze IPT-behandeling zich ontvouwde dan zou zijn gebeurd bij een exposure-based behandeling. Het trauma werd alleen in de eerste sessie kort besproken en daarna niet meer. Er werden geen pogingen gedaan om haar de traumatische gebeurtenissen te laten reconstrueren en met de triggers te confronteren. IPT richtte zich erop Martina te helpen haar gevoelens te bepalen en deze te gebruiken in huidige interpersoonlijke relaties. Doordat ze het gevoel had meer controle over haar emoties en relaties te hebben en over het verband tussen die twee, lukte het haar om de herbeleving, de vermijding en andere PTSS-symptomen van zich af te schudden.

6.2 Casus 2

Tom was een getrouwde veteraan van 34 met PTSS-klachten door de oorlog in het Midden-Oosten. Zijn belangrijkste klacht was: 'Ik heb me niet over Irak heen kunnen zetten, en ik word gek van mijn vrouw.' Hij vertelde dat zijn pantservoertuig tijdens zijn tweede detachering in Irak een bermbom had geraakt en dat hij vrienden uit zijn compagnie en 'andere mensen' (vermoedelijk burgers) had zien sterven. Zijn fysieke verwondingen waren licht, maar de oorlog had zijn tol geëist. Tom was eervol ontslagen als marinier, en hij vertelde dat hij als hij door de straten van New York reed last had van flashbacks van explosies. Hij werd elke nacht wakker door verschrikkelijke oorlogsnachtmerries waarbij hij mensen doodde of zelf stierf.

Het leven thuis voelde onwerkelijk: hij voelde zich verdoofd, onthecht en bang voor anderen, onder meer voor zijn vrouw, twee kleine kinderen en familieleden die 'het niet kunnen begrijpen, die geen idee hebben wat ik heb meegemaakt'. Hij had moeite met autorijden, omdat hij altijd bang was voor een explosie op de weg. Hij was boos over hoe het leger zijn kameraden en hem had behandeld, hoe 'de hoge pieten' en de politici de oorlog verkeerd hadden aangepakt. Hij kwam bij ons in behandeling omdat hij de Veterans Administration niet vertrouwde. Tom had een CAPS-score van 85, wat duidt op extreme PTSS, en volgens het Structured Clinical Interview for DSM-IV Personality Disorders (SCID-II) voldeed hij aan de *DSM-IV*-criteria van een paranoïde-persoonlijkheidsstoornis. In het begin vertelde hij dat hij een mes droeg, dat hij echter alleen voor zelfverdediging zou gebruiken. Hij was matig depressief en rapporteerde matig, sporadisch alcoholmisbruik, met soms black-outs. Hij ontkende gebruik van andere drugs.

Tom had werk, maar hij wantrouwde zijn collega's en leek op zijn werk problemen te hebben door zijn behoedzame houding. Hij vertelde dat zijn vrouw eronder leed en hem probeerde te steunen, maar hij vond dat ze 'onnozel' was, niet behulpzaam en niet in staat te begrijpen wat hij had meegemaakt. Hij had echter niet geprobeerd om met haar te praten over zijn belevenissen in de oorlog of over zijn moeite zich aan de burgermaatschappij aan te passen. Hij vertelde dat hij thuis een paar 'woedeaanvallen' had gehad en zijn best deed om zowel thuis als op het werk geen boosheid te tonen. Uit zijn tijd bij de mariniers had hij een paar vrienden met wie hij contact had. Zij hadden bij hun terugkeer soortgelijke aanpassingsproblemen. Ze waren een broederschap dat door de mensen om hen heen niet werd begrepen.

Tom was bij alle sessies vroeg aanwezig. Hij kwam tijdens zijn eerste afspraak over als een gespierde, fitte man die conform kalenderleeftijd oogde, met gemillimeterd haar en een onverzorgde snor. Onder zijn witte T-Shirt zat een 'Semper Fi'-tatoeage [motto van het Amerikaanse korps mariniers] op zijn gespierde biceps. Hij zat gespannen in zijn stoel, was soms geagiteerd en maakte behoedzaam, regelmatig oogcontact. Zijn spraak was vloeiend, weloverwogen, zonder druk, met een militaire intonatie. Zijn stemming was angstig, mild depressief en soms boos, met een nauwelijks gecontroleerd, mild labiel, maar voornamelijk onthecht en afstandelijk affect. Het denken kwam in het algemeen over als doelgericht, met duidelijke ruminaties en paranoïde gedachten die bijna op het niveau van wanen waren: zijn collega's zwoeren samen tegen hem, de buren luisterden hem misschien af. Hij ontkende psychotische symptomen. Hij had soms momenten dat hij dood wilde zijn of mensen die hem te na kwamen iets wilde aandoen, maar hij was trots op zijn zelfbeheersing, en hij zou nooit iets doen met deze impulsen. Zijn zintuiglijke waarneming was ongestoord.

Bij een dergelijke patiënt is de eerste stap de beoordeling van zijn paranoïdie. Doordat het moeilijk is een persoonlijkheidsstoornis te onderscheiden van stoornissen als depressie en PTSS, beoordelen IPT-therapeuten persoonlijkheidsstoornissen niet voordat de As I-stoornis grondig is behandeld. Het is immers niet vreemd dat een veteraan met een oorlogstrauma zijn omgeving wantrouwt. In onze RCT voldeed bovendien 28 % van de patiënten met chronische PTSS bij de baseline aan de SCID-II-criteria van een paranoïde-persoonlijkheidsstoornis; dit was de meest voorkomende As II-diagnose. Na slechts 14 weken voldeden 10 van de 19 patiënten, dat is 53 %, niet langer aan de criteria voor deze persoonlijkheidsstoornis. Deze snelle genezing van een schijnbare persoonlijkheidsstoornis rechtvaardigt zeker een terughoudend diagnostische houding. Aan de andere kant zou het niet verstandig zijn als een clinicus het interpersoonlijke gedrag van de patiënt binnen en buiten de therapeutische setting negeert. IPT-therapeuten registreren gewoonlijk het gedrag, maar schrijven dit toe aan het trauma (en/of de huidige omgeving van de patiënt). De therapeut van Tom confronteerde hem er direct maar vriendelijk mee.

Therapeut	Na wat je in Irak hebt meegemaakt, is het voor jou moeilijk om iets of iemand te vertrouwen. Ik verwacht ook niet dat je mij meteen vertrouwt. Ik ga tijdens onze gesprekken niet proberen om je te verrassen of angst aan te jagen, of je dwingen om iets te doen wat jij niet wilt. Dus zeg het mij als er tijdens de behandeling iets gebeurt wat jou ergert, waar je last van hebt of wat jou angstig maakt. Ik zal niet beledigd zijn, integendeel, dat zijn juist de onderwerpen die ik graag met je bespreek. Jouw gevoelens – ergernis, boosheid, angst – vertellen je iets over wat er gebeurt als je met andere mensen samen bent. Als jij je beter begint te voelen, kan het helderder worden wie je wel en niet kunt vertrouwen, en je zult meer het gevoel hebben controle te hebben over jouw leven en de mensen die daar deel van uitmaken.

Tom bromde instemmend. Gedurende de behandeling vroeg de therapeut bij elk kantelpunt zijn toestemming voor het geval hij zich bedreigd of gemanipuleerd voelde. Dit was niet iemand die je moest vertellen wat te doen, maar iemand die je dat moest vragen, zodat zijn gevoel van competentie werd versterkt.

De therapeut stelde ook voor dat Tom zijn alcoholgebruik minimaliseerde. Alcohol reduceert angst op de korte termijn, maar kan op lange termijn een negatief effect hebben op de stemming en op angst, waardoor er minder controle is over het gedrag. Het was ook duidelijk dat Tom zijn best deed om heftige gevoelens af te weren. Aan het einde van de derde sessie verwerkte de therapeut het in een *formulering*:

Therapeut	Je hebt me veel nuttige informatie gegeven, en ik weet dat dat niet altijd makkelijk is geweest. Mag ik vragen te checken of ik begrijp wat jou is overkomen?
Tom	Ja.
Therapeut	In het leger heb je een zwaar trauma meegemaakt. We hebben de details niet besproken, maar het is duidelijk dat je in een vreselijke oorlog door een hel bent gegaan en vrienden van je hebt zien sterven. Op een plek als Irak is het moeilijk om te weten wie of wat je kunt vertrouwen. Je tijd in de oorlog maakte dat je gevoelloos werd, en toen je thuiskwam voelde niks echt of veilig. Het was moeilijk om je aan te passen. En ook al ben je niet langer in Irak, je blijft de oorlog opnieuw beleven.
Tom	Ja, meneer, dat klopt.

Therapeut	De symptomen die je hebt ontwikkeld noemen we PTSS. Dit is een behandelbaar probleem dat niet jouw fout is, en ik denk dat er een goede kans bestaat dat jij je binnen 14 weken al een stuk beter voelt; we zijn nu in week 3. Door PTSS lijkt het net alsof de oorlog nog altijd doorgaat: je verwacht dat er in je omgeving bommen afgaan, en van binnen ben je gevoelloos, maar het is net alsof er ook bommen van intense gevoelens zijn die je moet afweren. Overal zijn er boobytraps. Door die gevoelloosheid is het moeilijk om het terrein te lezen en je weer aan te passen aan het leven in je eigen land. Deze problemen met aanpassing noemen we een rolverandering. Ik stel voor dat wij de resterende 11 weken van je behandeling werken aan het ontcijferen van je gevoelens, zodat jij kunt beslissen wie je wel en niet kunt vertrouwen. Als jij beter in contact staat met je emoties, dus minder gevoelloos bent, zal het veel makkelijker zijn om te lezen wat er om je heen gebeurt, waardoor je je waarschijnlijk veel veiliger voelt en je symptomen waarschijnlijk verminderen. Lijkt dit je zinvol?
Tom	Ja, ik denk van wel. Ik weet alleen niet of het na 11 weken veel beter zal gaan.
Therapeut	Dat zou een aangename verrassing kunnen zijn. Dus als je het goed vindt, ga ik je alleen maar vragen om te focussen op je gevoelens als je omgaat met andere mensen, om zo te proberen erachter te komen wat je gevoelens je vertellen over wat er gebeurt.

Ze spraken af dat ze elkaar wekelijks op dezelfde tijd zouden zien en dat er geen formeel huiswerk zou zijn, behalve dat Tom aandacht zou besteden aan zijn interpersoonlijke interacties en zijn gevoelens. Met deze overeenstemming over de formulering gingen ze door naar de middenfase van de behandeling.

▪ Middenfase

De daaropvolgende sessies gingen in op affectieve afstemming. De therapeut begon elke sessie met de vraag hoe het sinds hun laatste gesprek was gegaan. Tom bleef op zijn hoede en beschreef meestal de interacties met zijn vrouw en kinderen, en onenigheid met de buren over het plaatsen van een hek of een fruitboom. Hij vertelde dat hij meestal gevoelloos was: de wereld leek op een afstand te staan, onwerkelijk en onbelangrijk. Er waren echter ook periodes dat hij gefrustreerd raakte en ontplofte: zijn vrouw en kinderen begonnen hem uit de weg te gaan, waardoor hij zich niet geliefd voelde. De ruzie over het hek leek triviaal en toch was het een belangrijke grensoorlog, die hem deed denken aan militaire afzettingen, en het leek een kwestie van veiligheid versus gevaar. Hij overwoog om een advocaat in te huren om zijn buren aan te klagen.

Bij deze situaties vroeg de therapeut herhaaldelijk: 'Hoe voelde jij je toen dat gebeurde?' Tom antwoordde aanvankelijk dat hij niets voelde, alleen verdoofd; hij wist niet hoe hij zich voelde. Tijdens het bespreken begon hij te erkennen dat hij iets voelde, misschien 'van streek'.

Tom	Dus ik wilde helpen met de kinderen, probeerde betrokken te zijn, en mijn vrouw Judith sloot me buiten en ging gewoon zonder mij door. [Stilte]
Therapeut	Dus je wilde helpen en ze zag het niet, of wilde ze je hulp niet?
Tom	Ik denk dat ze het wel zag, maar ze denkt dat ik een bedreiging ben; ze vertrouwt me niet met de kinderen.
Therapeut	Aha. En hoe was dat voor jou?
Tom	Hoe bedoel je? Ik ben eraan gewend.

Therapeut	Voelde je iets toen je probeerde om te helpen en Judith je negeerde?
Tom	Nee, dat is oké … misschien een beetje van slag.
Therapeut	Ja?
Tom	Ja, misschien raakte ik een beetje van slag omdat mijn vrouw op die manier naar me keek. Ik wilde alleen maar helpen.
Therapeut	Hoe van slag? Hoe voelt dat?
Tom	Ik weet het niet. Niets. Een beetje druk op de borst misschien.
Therapeut	Hm. Hoe noem je dat gevoel?
Tom	Gefrustreerd misschien?
Therapeut	Ja? Gefrustreerd?
Tom	Wat geïrriteerd.

Nadat ze enige tijd bij dit gevoel hadden stilgestaan, zodat Tom het gevoel kon verdragen en laten bezinken – en dus niet snel doorgingen naar het duiden ervan:

Therapeut	Dus je was geïrriteerd, boos op Judith die je negeerde. Denk je dat het redelijk was om je zo te voelen?
Tom	Ik weet het niet. Ik hou er niet van om boos te worden.
Therapeut	Het kan een probleem zijn om te veel boosheid te uiten, maar het kan helpen als je weet wanneer je je zo voelt. Boosheid vertelt je wanneer iemand jou slecht behandelt, en dat gevoel geeft je de kans om de situatie te begrijpen en erop te reageren. Nogmaals, was het redelijk dat je in die situatie enige boosheid voelde?
Tom	Misschien een beetje. Maar het doet mij denken aan de momenten dat ik dodelijk boos werd in Irak.
Therapeut	Dus wat betekent dat?
Tom	Zo wil ik bij haar niet zijn.
Therapeut	Je wilt niet dat je boosheid onbeheersbaar wordt.
Tom	Ja, meneer.
Therapeut	Maar boosheid voelen door haar gedrag is redelijk? Als je maar een manier zou hebben om het te uiten.
Tom	Zou kunnen.

Nadat ze de boosheid hebben genormaliseerd:

Therapeut	Dus welke opties heb je als het een redelijke reactie is en je wilt niet ontploffen?

Vervolgens probeerden ze in een rollenspel verschillende scenario's uit, waarbij de therapeut de rol van Judith op zich nam. Tom wilde zijn vrouw vertrouwen, ze hadden ooit een goede relatie gehad, en hij wilde dat ze hem vertrouwde. Aan de andere kant ging het ook echt niet goed, en ze waren allebei bang voor zijn uitbarstingen. Tom kon in het rollenspel oefenen met zeggen wat hij wilde zeggen en met de toon waarop. De eerste keer ging het wat bot:

Tom	'Je vertrouwt me niet als ouder. Sodemieter op.' [Stilte]
Therapeut	Hoe klonk dat?
Tom	Zo voel ik me.
Therapeut	Goed. En hoe voelde het om dat te zeggen?
Tom	Duidelijk. Ik denk dat het goed is om het eruit te gooien. Maar ook niet goed. Ze zou zich gekwetst voelen.
Therapeut	Oké, is er een andere manier waarop je het kunt vertellen zodat het beter bij haar aankomt?
Tom	'Je vertrouwt me niet, en dat maakt me boos. Ik probeerde alleen maar te helpen.' [Stilte]
Therapeut	'Sorry, ik wilde je niet van streek maken. Ik vertrouw je.'
Tom	'Dat is niet waar. Je hebt me niet echt een kans gegeven sinds ik terug ben.'
Therapeut	'Het spijt me, het is voor ons allebei moeilijk geweest. Ik waardeer je hulp, en jij bent hun vader.'
Tom	'Goed dan.' [Stilte]
Therapeut	Hoe voelde dat?
Tom	Beter.
Therapeut	Goed! Zei je wat je wilde zeggen?
Tom	Ja, voldoende.
Therapeut	Wil je nog iets toevoegen?
Tom	Nee, dat was het.
Therapeut	Geweldig! Wat vond je van de manier waarop je het vertelde: hoe was je toon?
Tom	Misschien niet boos genoeg.
Therapeut	Wil je het nog een keer proberen?

Ze oefenden nog meer.

Therapeut	Ik denk dat je er bent. Ik hoorde je zeggen dat *zij maakte dat jij je boos voelde*; dat is goede communicatie, waar geen misverstanden over kunnen bestaan.
Tom	Ik denk het ook.
Therapeut	En, denk je dat je dit tegen Judith kunt zeggen? Een dergelijke situatie zal zich waarschijnlijk opnieuw voordoen.
Tom	Ik denk van wel.

Therapeut	Geweldig. Ik weet dat je niet graag boos wordt, maar boosheid hoort bij het leven: er zullen dingen gebeuren, mensen zullen je irriteren zoals ze iedereen irriteren. Als dat gebeurt, is dat een soort 'vertrouwensmoment': als jij tegen iemand zegt dat je je aan hem stoort en waarom, kunnen er twee dingen gebeuren. Of hij verontschuldigt zich en jullie kunnen het proberen uit te praten. In dat geval zorg je voor vertrouwen en bouw je een veilige ruimte. Of hij kan je negeren, je blijft je aan hem storen, en ik denk dat je hem dan niet kunt vertrouwen. Als je iemand vertelt dat je boos bent, kan hij reageren, en je kunt je hart luchten, zodat je er niet mee rondloopt als met een geladen wapen. Dat laatste kan zeer ongemakkelijk voelen en bijdragen aan je agitatie. Soms ergeren mensen je ook zonder dat ze dat willen, en als je het niet vertelt, weten ze het niet en blijven ze het doen.
Tom	Klinkt logisch.

Toen Tom tijdens een rollenspel uitbarstte: 'Je hebt geen idee wat ik heb meegemaakt!' antwoordde de therapeut in de rol van Judith: 'Ik wil het wel begrijpen, maar je wilde er nooit met mij over praten.' Tom leek hierdoor even van zijn stuk gebracht, en ze oefenden in het rollenspel hoe hij met haar kon praten.

Zo ging de therapie voort: aanvankelijk met de focus op het normaliseren van negatieve emoties en helpen bij het benoemen ervan, om ten slotte een emotioneel vocabulaire te ontwikkelen. ('Op wat voor manier "van slag"? Hoe noem je dat gevoel?')

Nadat Tom dit vocabulaire had ontwikkeld, verschoof de focus naar het verwoorden van deze gevoelens tijdens interpersoonlijke interacties en het gebruik van het emotionele vocabulaire voor het beheersen van situaties. Elke week leverde de vraag: 'Hoe is het gegaan sinds we elkaar voor het laatst zagen?' verhalen op over spanningen tussen de patiënt en zijn vrouw, kinderen, buren en collega's. Tom trok zich niet langer terug en ontplofte niet. In plaats daarvan probeerde hij tijdens deze confrontaties te praten. Toen hij hierin slaagde, begon hij boosheid niet langer als een vijand maar als een bondgenoot te zien. Hij vertelde dat hij een veiligheidsklep kreeg waardoor hij stoom kon afblazen voordat de druk zich opbouwde.

Halverwege de behandeling (week 7) was de CAPS-score van Tom gedaald van 85 naar 52, een aanzienlijke verbetering, die echter nog altijd wees op matig ernstige PTSS. Hij zag desalniettemin zijn vooruitgang en was het eens met de score. Tegen deze tijd had hij niet langer de drang om de tuin van zijn buren te verwoesten of een advocaat in te huren om ze aan te klagen. Er was nog altijd spanning, maar thuis en op zijn werk ging het aanmerkelijk beter. In de tweede helft van de behandeling versnelde de vooruitgang.

■ **Afsluiting**

In het begin van sessie 10 gaf de therapeut aan dat ze over vier weken zouden afsluiten: 'Als je wilt kunnen we het daar over hebben.' In eerste instantie hield Tom dit af, maar in sessie 11:

Tom	Weet je, toen ik hier kwam, dacht ik dat ik een gek was en dat jij mij als een gek zou behandelen; ik vertrouwde je helemaal niet. Maar dit heeft mijn leven echt veranderd, misschien wel gered, en ook al hou ik niet van het heen en weer reizen en kan ik de tijd goed op een andere manier gebruiken, ik ga dit op de een of andere manier missen.

Dit was een treffend voorbeeld van hoever hij was gekomen. Tom en zijn vrouw spraken nu over hun gevoelens op een manier die enkele maanden eerder voor beiden onvoorstelbaar zou zijn geweest. Er was veel minder spanning thuis. Tom had het idee dat hij best een goede echtgenoot en vader was, terwijl hij zichzelf voor de behandeling als een gevaarlijke mislukkeling zag. De seks met Judith was beter en voelde intiemer dan ooit. Hij had het gevoel dat zijn kinderen opkeken tegen hun vader, de held, in plaats van dat ze bang voor hem waren. Zijn baas had hem spontaan een compliment gegeven over hoe goed hij omging met de aanpassing na zijn tijd in het leger.

Therapeut	Je bent nooit gek geweest. Je had PTSS, en je bent echt moedig geweest door het aan te pakken en te herstellen. Zoals je een tijd geleden zei: omgaan met hevige emoties voelt als het onschadelijk maken van een bermbom. Niet makkelijk, maar je hebt het gedaan, en je gebruikt ze op een zeer indrukwekkende wijze. Je bent moedig geweest.
Tom	Bedankt, dokter.

Het ging veel beter met hem; na 14 weken was zijn CAPS-score 23, een enorme verbetering. Hij voldeed niet langer aan de *DSM-IV*-criteria voor PTSS. Hij dronk niet, zijn depressie was voorbij, net als de symptomen van een paranoïde-persoonlijkheidsstoornis, die aan het begin van de behandeling zo prominent aanwezig waren geweest. Tom had het gevoel dat hij weer grip op het leven had en dat hij op dit moment geen verdere behandeling nodig had.

De behandeling werd volgens schema afgesloten, waarbij de therapeut vroeg of Tom na zes maanden een afspraak wilde maken, of eerder indien nodig. Tom gaf zijn therapeut bij het afscheid een knuffel. Na zes maanden vertelde hij dat hij zich goed voelde, promotie op zijn werk had gemaakt en dat de dingen thuis 'geweldig' gingen.

Dit is een spectaculair positief verhaal; niet alle gevallen verlopen zo vlekkeloos. Aan de andere kant zijn patiënten met extreme pijn als ze eenmaal in therapie zijn zeer gemotiveerd om aan hun problemen te werken. De therapeut had Toms probleem kunnen formuleren als een interpersoonlijk conflict (vooral thuis) of als een rolverandering, of zelfs als rouw over de verloren kameraden. De aanpassingsproblemen van Tom wezen echter het meest in de richting van deze rolverandering. Merk ook op hoe anders het proces van deze IPT-casus was vergeleken met een eventuele exposuretherapie waar de focus zou hebben gelegen op de traumatische gebeurtenissen in Irak. Nu was de behandeling gericht op het vaststellen en normaliseren van het affect, en op dit affect gebruiken voor kleine interpersoonlijke overwinningen.

6.3   Casus 3 (behandeld door Kathryn Bleiberg, PhD)

Deborah was een witte vrouw van 32 met chronische PTSS en een recidiverende depressie die werkzaam was in public relations. Ze was door een traumacentrum doorverwezen nadat ze daar prolonged exposure had ondergaan. Tijdens het eerste telefoongesprek vertelde ze dat ze de therapeut die de exposuretherapie gaf weliswaar aardig vond, maar dat ze het onaangenaam vond om haar traumatische herinneringen te vertellen en naar de opnames te luisteren. Ze was geïnteresseerd in psychotherapie die focuste op haar huidige problemen. Haar PTSS-symptomen waren veroorzaakt door seksueel misbruik. Toen ze 7–8 jaar oud was, was ze minstens enkele keren per week door haar zes en zeven jaar oudere stiefbroers misbruikt. Haar belangrijkste klacht was: 'Veel van de oude symptomen zijn weer terug, en ik ben heel depressief.'

Volgens het CAPS-interview voldeed Deborah aan de criteria van chronische PTSS. Volgens de SCID voldeed ze eveneens aan de criteria voor een recidiverende depressieve stoornis. Er was geen geschiedenis van alcohol- of middelenmisbruik. Volgens de SCID-II had ze geen persoonlijkheidsstoornis. Deborah gaf aan dat haar dissociatieve symptomen twee maanden voor het diagnostische onderzoek waren verergerd. Ze had inslaapproblemen, nachtmerries, flashbacks, intense psychologische en fysieke spanning door herinneringen aan het misbruik; ze was prikkelbaar, had moeite met zich concentreren, was hypervigilant, had overdreven schrikreacties en een depressieve stemming. Ze vertelde dat ze deze symptomen sinds haar kindertijd in wisselende mate had gehad en dat ze waren verergerd nadat ze enkele maanden eerder haar familie in Texas had bezocht. Ze was ook ongelukkig op haar werk: ze had een bijzonder kritische leidinggevende, en ze was op zoek naar een nieuwe baan.

■ **Verloop van de behandeling**
Haar PSS-SR-score was bij baseline 89, een indicator voor ernstige PTSS (maximum $= 119$). In de eerste sessies werd IPT geïntroduceerd, werden haar symptomen beoordeeld en kreeg ze psycho-educatie over PTSS en depressie. De therapeut wees op de impact van de twee aandoeningen op haar sociale relaties en werkrelaties en op haar algehele functioneren. De therapeut deed een *interpersoonlijke inventarisatie* van haar huidige en vroegere relatiepatronen en onderzocht met Deborah hoe haar traumatische ervaringen en de PTSS-symptomen van invloed waren op haar interpersoonlijke interacties en sociale en professionele relaties.

De ouders van Deborah waren gescheiden toen zijn een jaar was, en haar moeder hertrouwde toen ze drie was. Samen met haar stiefvader en zijn zonen verhuisden ze vaak, voordat ze zich in Texas vestigden toen ze een tiener was. Vlak nadat het misbruik was gestopt vertelde Deborah het aan haar moeder. Haar moeder was meelevend en vroeg of ze een counselor wilde zien. Deborah vertelde dat ze boos was omdat ze het gevoel had dat haar moeder 'mij aan mijn lot overliet'. Haar moeder vertelde het pas een jaar later aan de stiefvader, en de stiefbroers zijn nooit gestraft. Tijdens haar intake vertelde ze dat ze boos was op haar moeder, die niet voor haar was opgekomen en er niet op had aangedrongen dat de stiefbroers gestraft werden. Ze had voorrang gegeven aan een hechte relatie met de stiefvader. Deborah vertelde dat ze in vakanties liever niet naar Texas wilde gaan, omdat ze haar stiefbroers niet wilde zien en bang was dat haar moeder hen niet bij haar weg zou kunnen houden. Ze had geen contact met de stiefbroers.

Haar biologische vader beschreef ze als verbaal mishandelend. Ze sprak hem eens per jaar. Ze had in het begin van haar tienertijd een jaar bij hem gewoond, maar hij mishandelde haar verbaal, was intrusief en opende vaak haar post. Ze was boos dat haar moeder haar bij iemand liet wonen van wie ze wist dat hij haar kon beschadigen.

Deborah vertelde dat ze in haar jeugd 'geen vrienden kon maken'; ze 'had moeite om erbij te horen'. Haar moeder verhuisde vaak en dus moest ze van de ene school naar de andere, soms midden in het jaar. Pas op de universiteit kreeg ze voor het eerst vriendinnen, die ze nog altijd zag. Ze was heteroseksueel, maar had nog geen intieme relatie met een man gehad. Ze was nerveus in het gezelschap van mannen en had op school de reputatie dat ze tijdens afspraakjes 'kil en ongeïnteresseerd' was. Na haar studie verhuisde ze naar New York, waar ze een baan vond in public relations. Ze vertelde dat haar baas overdreven kritisch was, en hij had Deborah verteld dat ze 'grof en neerbuigend was'. Ze was op zoek naar ander werk. Deborah voelde zich niet op haar gemak bij onbekende mensen en ongemakkelijk op feestjes. Soms ging ze uit met een collega, maar haar beste vriendinnen, uit haar studietijd, woonden buiten New York. Ze werd gauw boos, maar kon dit niet rechtstreeks uiten. In plaats daarvan werd ze prikkelbaar en klaagde ze tegen derden over hoe ze zich voelde. Ze vermeed menigten en drukke metro's omdat ze bang was dat mannen te dichtbij zouden komen. Ze hield van danslessen en koken, maar had in de maanden voor het intakegesprek geen leuke activiteiten meer ondernomen.

De therapeut gaf Deborah *de ziekenrol* door haar uit te leggen dat ze PTSS en een depressie had, en gaf psycho-educatie over de symptomen. De therapeut benadrukte dat deze ziekten niet haar fout waren en behandelbaar waren. Daarnaast kreeg Deborah kopietjes uit de *DSM-IV* met een beschrijving van PTSS en depressie. In de volgende sessie vertelde Deborah hoe opgelucht ze was, want ze had gedacht dat 'het aan mij lag, maar nu begrijp ik dat ik symptomen heb, er is een verklaring'. De therapeut bracht de verergering van de symptomen in verband met de conflicten met haar moeder en het ongelukkig zijn op haar werk. Ze beschreef de *probleemgebieden en de behandelfocus* als een interpersoonlijk conflict – het voortdurende conflict met haar moeder – en als een rolverandering – het zoeken naar een nieuwe baan. De patiënt accepteerde deze focussen.[2]

In de middenfase onderzochten ze de mogelijkheden om de relatie met haar moeder te verbeteren en bespraken ze het conflict met haar baas en de zoektocht naar een nieuwe baan. Aan de hand van recente en verwachte interacties bekeken ze *hoe de patiënt zich voelde in deze situaties*, waarbij haar gevoelens werden benoemd en gevalideerd. Ze bespraken de *opties* om hiermee om te gaan. De patiënt was aanvankelijk aarzelend, maar met aanmoediging van de therapeut was ze in staat om met aannemelijke opties te komen. Daarna oefenden ze in rollenspellen met de verschillende manieren om tegenover haar moeder, collega's en vrienden haar behoeften te uiten. Ze oefenden ook met telefoongesprekken voor een nieuwe baan en het beantwoorden van vragen tijdens een sollicitatiegesprek. De therapeut hielp Deborah zo haar gevoelens beter te begrijpen en te uiten, en zichzelf beter te presenteren tijdens een sollicitatiegesprek.

De therapeut bracht de huidige gevoelens van Deborah (kwetsbaarheid, wantrouwen, terugtrekken en overdreven boosheid) steeds weer in verband met haar trauma: 'Zij maken deel uit van PTSS.' Tegelijkertijd begreep ze dat Deborah zichzelf wilde beschermen tegen haar kwetsbaarheid. Ze legde een verband tussen de moeite die ze had om voor zichzelf op te komen en haar negatieve zelfbeeld enerzijds en de PTSS en depressie anderzijds. Zoals veel misbruikte mensen zag Deborah zichzelf als beschadigd, en ze was bang dat anderen haar ook als beschadigd zouden zien of zouden concluderen dat ze misbruikt was. De therapeut bracht deze foutieve waarneming in verband met de PTSS en legde uit dat misbruik weliswaar deel was van haar ervaringen, maar haar niet hoefde te bepalen als persoon.

---

2   In Nederland wordt bij voorkeur gewerkt met één focus in de behandeling, omdat die vaak al voldoende ruimte biedt om te komen tot therapeutische veranderingen.

Naast het werken met de focale probleemgebieden stimuleerde de therapeut Deborah om aan haar huidige relaties te werken en nieuwe relaties aan te gaan. Tegelijkertijd leefde ze mee met haar angst om gekwetst en afgewezen te worden. De therapeut stimuleerde haar daarom activiteiten te ondernemen die ze vroeger leuk vond. Aan het einde van week 7 was haar PSS-SR-score gedaald naar 55, een klinisch betekenisvolle verbetering.

Toen ze Deborahs boosheid tegenover haar baas, die extreem hardvochtig tegenover haar was, hadden besproken, vond er een cruciaal moment in de therapie plaats. De therapeut valideerde de weifelende uiting van boze gevoelens: 'Iedereen zou boos worden als ze zo behandeld werden.' De therapeut *normaliseerde* de reactie van Deborah. Zij kreeg meer vertrouwen in haar reactie op zijn gedrag en besloot een klacht in te dienen bij de afdeling personeelszaken. Haar baas krabbelde terug, bood zijn excuses aan, het werk werd minder bedreigend, en Deborah voelde zich beter. Ze bleef zoeken naar een andere baan en bleef tijdens de sessies werken aan haar sollicitatievaardigheden.

Een ander belangrijk thema was de relatie met haar moeder. Deborah was boos omdat deze haar niet had beschermd tegen haar stiefbroers en er niet op had aangedrongen dat ze voor het misbruik werden gestraft. Aan de andere kant voelde zij zich schuldig vanwege deze boosheid, omdat haar moeder fragiel was en in een moeilijke positie verkeerde. De therapeut valideerde de boosheid tegenover de moeder en bracht de overdreven schuldgevoelens in verband met de depressie. In een rollenspel oefende Deborah dat zij haar moeder zou vragen haar meer te steunen en ervoor te zorgen dat de stiefbroers weg zouden blijven als zij op bezoek kwam. Daarna was ze beter in staat om haar behoeften rechtstreeks tegen haar moeder te uiten. Deze begreep haar gevoelens, maar vertelde dat ze niet meer over het verleden kon praten. Ze zou proberen om de stiefbroers weg te houden, maar ze kon het niet beloven. In de daaropvolgende sessie valideerde de therapeut Deborahs teleurstelling dat haar moeder haar niet meer steunde. In de laatste sessies werd onderzocht of er een impasse was in de relatie van Deborah en haar moeder en of er andere opties waren om hiermee om te gaan. Ze bekeken ook haar groei tijdens de behandeling: hoe ze beter was geworden in sociale interacties met de daaruit voortvloeiende afname van haar symptomen en verbetering van haar algehele welbevinden.

Aan het einde van de behandeling kon Deborah haar moeders beperkingen beter accepteren en was ze in staat zonder al te veel spanning met haar te praten. Ze voelde zich beter in de omgang met haar baas en had meer vertrouwen in sollicitatiegesprekken. Ook vertelde ze dat de relaties met haar vriendinnen waren verbeterd, dat ze meer sociale activiteiten ondernam en weer met dansen was begonnen. Bovendien stapte ze niet meer uit een volle metro omdat ze angstig was.

In haar laatste sessie in week 14 was de PSS-SR-score van Deborah gedaald naar 6, wat duidt op een symptoomvrije toestand. Na een follow-up na zes maanden was haar score 15, wat wijst op acute symptoomverbetering.

Deze casus gebruikte twee interpersoonlijke focussen: een rolverandering en een interpersoonlijk conflict, twee situaties die vaak samen optreden. Het was waarschijnlijk mogelijk geweest om voor de meeste onderwerpen één focus te gebruiken, maar de patiënt had baat bij deze aanpak.

IPT bij PTSS – Rouw

7.1　　Casus – 70

'Geef woorden aan verdriet. De smart die niet spreekt
Fluistert tegen het overbeladen hart en vraagt het te breken.'

Shakespeare, *Macbeth, IV, 3* (1606)

Rouw, of gecompliceerde rouw, treedt op na de dood van een belangrijke ander, na het verlies van een belangrijke relatie in iemands leven. Het is reeds lang bekend dat de dood van een naast familielid een van de meest stressvolle levensgebeurtenissen is (Holmes en Rahe 1967). Rouw kan de focus van behandeling zijn als een patiënt PTSS heeft ontwikkeld doordat hij getuige is geweest van of is geconfronteerd met de gewelddadige dood van een partner, kind, ander familielid of naaste vriend. In onze RCT was rouw de focus bij zes (16 %) van de 38 patiënten die met IPT begonnen.

7.1 Casus

Leonard was een getrouwde zakenman van 65 jaar oud, die in 2006 in aanmerking kwam voor behandeling voor PTSS. Hij had die stoornis ontwikkeld na de aanval op het World Trade Centre op 11 september 2001. Leonard woonde in Hoboken, New Jersey, en keek bijna uit op het WTC, en hij wist dat zijn oudste zoon, Rob van 35, op de bovenste verdiepingen van de noordelijke toren werkte. Toen hij het nieuws hoorde, rende hij zijn huis uit naar een hoger gelegen uitkijkpunt van waaruit hij hulpeloos toekeek hoe de brandende gebouwen instortten terwijl hij de nieuwsberichten op zijn walkman hoorde. Nadat de torens waren ingestort zag hij talloze herhalingen op de televisie. De terroristische aanval bleef zich na de uitzending voor zijn geestesoog herhalen, afgewisseld met beelden van zijn verloren zoon.

Hij ontwikkelde agitatie, anhedonie, insomnia en concentratieverlies. Hij stopte met eten en viel binnen enkele jaren 22 kilo af. Hij trok zich terug, kwam niet meer het huis uit en zat alleen in zijn kamer. Hij had drie andere volwassen kinderen, die samen met zijn vrouw hun best deden om hem te helpen. Maar hij had het gevoel dat hij zijn gouden kind verloren had en dat zijn leven geen betekenis meer had. Hij wenste dat hij in plaats van zijn zoon gestorven was, dat hij was overleden voordat hij ooit zo'n dag had hoeven meemaken. Zijn vrouw Rose zorgde ervoor dat hij in behandeling ging, waar hij terughoudend en zonder hoop mee instemde. Toen hij zich halverwege 2006 aanmeldde, voldeed hij aan de criteria voor PTSS en depressie, met een CAPS-score van 68 (ernstig) en een Ham-D score van 30 (ernstig).

Leonard was een lange, grijzende, ooit atletisch gebouwde maar nu te magere, witte man, die er ouder uitzag dan zijn kalenderleeftijd, met een baard van enkele dagen. Hij was adequaat verzorgd en droeg vrijetijdskleding met jeans en een geblokt hemd. Zijn motoriek was mild geagiteerd, zijn spraak zacht en vloeiend, maar kortaf, en hij keek meer naar de vloer dan naar de therapeut. Zijn stemming was angstig en depressief, met een beperkt, soms onthecht affect. Zijn denken werd gekenmerkt door ruminaties over zijn vervloekte leven en verloren zoon. Er was geen indicatie van psychotische symptomen. Hij gaf aan dat hij passieve suïcidale ideaties had zonder plannen of intentie. Zijn intelligentie leek bovengemiddeld, zijn inzicht beperkt: hij vond niet dat hij een psychiatrische aandoening had, alleen maar dat zijn wereld was ingestort. De zintuiglijke waarneming was ongestoord.

De therapeut sprak met zijn vrouw en dochter, schatte in dat de patiënt zelf de geschiedenis zou kunnen vertellen en vroeg hun om buiten te wachten. Daarna stelde hij zichzelf voor aan Leonard.

Therapeut	Je ziet eruit als iemand die heel wat heeft meegemaakt. Hoe kan ik je helpen?
Leonard	Ik denk niet dat iemand mij kan helpen. Mijn zoon Rob is op 11 september gestorven, en mijn leven is ook voorbij.
Therapeut	Wat verschrikkelijk! Kun je over Rob vertellen?
Leonard	Hij was geweldig. Hij werkte bij (een financiële instelling) op de 104de verdieping van de noordelijke toren. Hij was een superster met zijn hele leven voor zich … En nu is hij dood.

Dit was voldoende informatie over het trauma. Leonard vertelde van tijd tot tijd over het World Trade Centre, maar zijn behandeling focuste op rouw volgens de normale IPT-benadering. De therapeut vroeg hoe de relatie met Rob was geweest, begon met de positieve kanten en wat hij aan hem miste. In de loop van de behandeling bespraken ze ook de stroeve kanten van de relatie, de moeilijke momenten en wat niet zo geweldig was geweest. De focus bleef echter liggen op de relatie en de zoon, niet op het trauma dat hen had gescheiden.

De therapeut toonde zijn medeleven en vroeg de geschiedenis uit. Hij begon bij de relatie van Leonard met zijn zoon en vroeg van daaruit verder over de algehele gezinssituatie. Leonard was 38 jaar getrouwd met Rose, en Rob was de oudste van drie zoons en een dochter. Leonard hield van zijn vrouw en andere kinderen, maar Rob was altijd zijn favoriet geweest. Hij was degene die hij had gedrild om in zijn competitieve 'voetsporen te treden' en zowel op de middelbare school als de universiteit aan topsport te doen en vervolgens te slagen in het zakenleven. Rob was zeer succesvol in zijn werk, was getrouwd en had twee kleine kinderen. Hij woonde in Manhattan aan de andere kant van de rivier de Hudson, niet ver van zijn ouders. Vanuit Hoboken had Leonard vaak de veerboot genomen naar zijn favoriete deel van de familie. Nu ging hij nooit meer naar Manhattan.

Uit de interpersoonlijke inventarisatie bleek dat Leonard zichzelf altijd had gezien als een familieman, de pater familias. Hij had enkele zakenvrienden met wie hij golfde, maar niemand met wie hij dingen deelde. Hij had zichzelf lang voorgestaan op zijn zelfstandigheid en zijn vermogen om gevoelens te beheersen en anderen er niet mee lastig te vallen.

Leonard had geen eerdere trauma's, stemmings- of angststoornissen, suïcidaliteit of psychiatrische geschiedenis. Hij gaf aan dat hij twee tot drie whisky's op een avond dronk zonder aversieve effecten; hij gebruikte geen andere drugs. Zijn medische geschiedenis werd gekenmerkt door veertig jaar lang dagelijks een pakje sigaretten; geen fysiek trauma of schildklierproblemen. Hij gebruikte vijftien jaar diuretica voor hypertensie.

Aan het einde van de eerste sessie maakte de therapeut duidelijk dat alcohol misschien hielp bij het inslapen, maar de insomnia en depressie kon verergeren. Hij stelde voor om in ieder geval minder te drinken tot Leonard zijn symptomen onder controle had.

Vanaf het begin van de openingssessie focuste de therapeut op de relatie met de overleden zoon en niet op het trauma. Dit zette de toon voor IPT. Aan het einde van de tweede sessie kwam hij met de volgende formulering:

Therapeut	Je hebt veel nuttige achtergrondinformatie gegeven; zeg jij me of ik alles goed begrepen heb? Het lijkt erop dat je een succesvol en gelukkig leven hebt gehad tot je zestig werd en je zoon overleed. Je hebt altijd voor jezelf kunnen zorgen, de regie over je leven gehad en je gezin beschermd; maar wie had ooit iets als dit kunnen bedenken? Een zoon verliezen en nog wel je favoriete oudste zoon, is een van de ergste trauma's die iemand kan overkomen. Je hebt, net als veel andere mensen die de aanval op het World Trade Centre hebben meegemaakt, een post-traumatische stressstoornis ontwikkeld, en uit je score op de CAPS blijkt dat die ernstig is. PTSS is een behandelbare aandoening die niet jouw fout is. Hetzelfde geldt voor de depressie die vaak samengaat met PTSS. Het is een soort gecompliceerde rouw. Je hebt je best gedaan om je gevoelens binnen te houden, maar het kan echt helpen om meer over Rob te vertellen, over jullie hechte relatie en wat je aan hem mist. Als je deze gevoelens kunt verwerken, zul je je waarschijnlijk beter voelen. Ik vertrouw erop dat we ervoor kunnen zorgen dat jij je in de resterende 12 weken van deze behandeling beter zult gaan voelen.

Leonard vond het niet prettig om in therapie te zijn, wat hij zag als zwakheid. 'Maar,' verzuchtte hij, 'ik heb niet echt een keuze, ik heb niets meer te verliezen.'

De therapeut gaf hem formeel de ziekenrol, waarbij hij aangaf dat deze in principe capabele man niet optimaal zou kunnen functioneren met deze enorme draaglast. Hij stimuleerde Leonard 'om het zo goed te doen als je kunt. Maar wees mild voor jezelf als je niet optimaal functioneert tot de symptomen verminderen.' Ze planden wekelijkse sessies van 50 minuten.

De middenfase van de therapie richtte zich op Leonards gevoelens. Hij nam foto's mee van Rob, die hielpen bij het doorbeken van zijn gevoelloosheid en maakten dat hij moest huilen:

Leonard	Sorry, ik moet niet huilen.
Therapeut	Waarom niet? Heb je het niet over iets wat extreem verdrietig is?
Leonard	Ik wil jou er niet mee lastigvallen, je kamer vol zakdoekjes achterlaten.
Therapeut	Het is niet lastigvallen. Praten over je gevoelens helpt mij te begrijpen hoe je eraan toe bent. Het is normaal om zulke gevoelens te hebben als je een kind hebt verloren.

De sessie focuste op Leonards over het algemeen hechte en goede relatie met Rob, maar ging ook in op zijn pogingen om de andere gezinsleden niet tot last te zijn.

Therapeut	Waarom zou je hen tot last zijn?
Leonard	Ik wil mijn gezin niet van streek maken, ik zou voor hen moeten zorgen. En zij zouden mij zwak vinden. En ze zouden het niet begrijpen.
Therapeut	Je gezin zou niet begrijpen waarom jij zo verdrietig bent vanwege de dood van Rob? … En denk je dat ze niet weten dat jij verdrietig bent, zelfs als jij er niet over praat?

Dit leidde tot het bespreken van Leonards opties bij het communiceren met zijn gezin en een kort rollenspel over hoe hij het onderwerp ter sprake zou kunnen brengen.

De eerste sessies waren affectief beladen en werden steeds krachtiger. Leonard bracht eerder een situatie in dan zijn gevoelstoestand. De therapeut vroeg daarop: 'En hoe voelde jij je in die situatie?' De therapeut probeerde de emotionele motor op gang te brengen, zodat Leonard focuste op zijn gevoelens. Daarna liet hij hem vertellen zonder te interrumperen. Dit proces duurde even: Leonard beklaagde zich aanvankelijk over gevoelloosheid, stopte of veranderde van onderwerp, was duidelijk bang om overweldigd te raken door zijn gevoelens. De therapeut stelde hem dan gerust ('Gevoelens zijn krachtig, maar niet gevaarlijk ... het gevaar ligt eerder in het onderdrukken ervan'). Hij benadrukte dat de IPT-sessies een veilige plek waren om deze gevoelens te exploreren en dat de emoties zelfs zouden kunnen helpen bij het begrijpen van zijn huidige levensomstandigheden. Soms begon Leonard te zweten en aan het einde van een van de beginsessies vertelde hij hoe vermoeiend hij het proces vond. Maar hij stelde zichzelf elke week een beetje meer open, en zijn emoties werden helderder en beter omschreven. Terwijl de druk bij hem afnam, leken ze beheersbaarder te worden. Hij begon in te zien dat het proces hem hielp beter te worden en dat de gevoelens eigenlijk eerder nuttig dan gevaarlijk waren.

In sessie 5 gingen ze verder in op Leonards steeds minder onderdrukte gevoelens voor zijn zoon, waarbij ook de spanningen over diens carrièrekeuzes aan bod kwamen: of Rob bedrijfskunde of rechten moest gaan studeren. De week daarop leek Leonard aanzienlijk opgewekter: zijn houding was niet langer ineengedoken en zijn motoriek veel minder geagiteerd.

Therapeut	Hoe is het gegaan sinds we elkaar voor het laatst hebben gezien?
Leonard	Veel beter, er is veel gebeurd. Na ons gesprek heb ik de sprong gewaagd: ik ging naar huis en vertelde Rose hoeveel pijn de dood van Rob deed. Ik had dit wel eerder geprobeerd, maar nu was het ... gedetailleerder. Ik denk meer hoe ik me echt voelde. En ik huilde er zelfs bij. Ze was eerst een beetje zenuwachtig, want ik denk niet dat ze me ooit eerder zo heeft gezien, maar het was goed, en zij huilde ook.
Therapeut	Wauw. En, hoe voelde dat?
Leonard	Eigenlijk goed. Ik voelde me dichter bij Rose dan sinds lange tijd. Ik heb me afgesneden gevoeld ...

Aan het einde van de sessie bespraken ze activiteiten waar Leonard van genoot en die hij weer zou kunnen oppakken om zijn sociale netwerk op te bouwen, zoals golfen.

De daaropvolgende week waren zijn CAPS-scores gedaald naar 39 en zijn Ham-D score naar 18, wat beide een substantiële verbetering betekende. Ze bleven over Rob praten, over het feit dat Leonard soms gemengde gevoelens over Rob had gehad en over hun relatie. Leonard vertelde dat hij nu meer tijd met zijn vrouw doorbracht, zijn andere kinderen vaker zag en zich hechter met hen verbonden en meer open bij hen voelde. Hij was weer gaan golfen met zijn zakenvrienden en voelde zich beter op zijn werk, al had hij soms nog moeite met de concentratie.

Week 8:

Therapeut	Hoe gaat het met je sinds ons vorige gesprek?
Leonard	Ik denk dat ik goed bezig ben. Natuurlijk heb ik aan Rob gedacht. De dag na ons laatste gesprek vertelde ik Rose dat we naar Ground Zero moesten gaan. Zoals je weet zijn we daar nog nooit geweest. Ze maakte zich wat zorgen over mij, ik denk dat ze dacht dat ik gek geworden was. 'Denk je echt dat dat verstandig is?', wilde ze weten. Maar we namen de veerboot en een taxi naar het centrum. Ik was een beetje bang, maar ik wilde ook zien waar Rob gestorven is, en het was daar lang niet zo vreselijk als ik gedacht had, als ik er überhaupt aan had gedacht.

| Therapeut | Het klinkt alsof de PTSS je niet meer in de weg staat. Zeg eens, wat bracht het bezoek aan Ground Zero naar boven over je relatie met Rob? |

De therapeut gaf nooit formeel huiswerk, maar alleen het bespreken van de opties voor het delen van zijn gevoelens met zijn gezin had Leonard gestimuleerd om het te doen. Het besluit om de plek te bezoeken waar zijn zoon was overleden, kwam geheel vanuit Leonard en was niet gepland of zelfs besproken. De therapeut stimuleert de patiënt het initiatief te nemen en toont vertrouwen in zijn onderliggende vermogens, zelfs op het dieptepunt van een ernstige PTSS. Leonard was voor deze periode duidelijk een capabele, gedreven man geweest en met enige aanmoediging nam hij het initiatief. (Dit helpt een patiënt zich competent te voelen in een mate die hij misschien niet zou hebben ervaren als zijn therapeut alles voorgekauwd had en hem opdrachten had gegeven.)

De daaropvolgende sessies vlogen voorbij. 11 september naderde, een datum die Leonard altijd uit de weg was gegaan. Dit jaar wilde hij, zonder aansporing van zijn therapeut, met zijn familieleden en vrienden de herdenking bijwonen. Hij huilde openlijk en vertelde dat hij daar trots op was geweest. Hij had ook gemerkt dat hij niet de enige was geweest, en hij begon het uiten van emoties te zien als een kracht in plaats van een zwakte. Aan het einde van de therapie had hij besloten zich op te geven als vrijwillige gids bij Ground Zero. Op deze manier kon hij eer bewijzen aan zijn zoon en andere mensen helpen die het slachtoffer waren van de terroristische aanval.

| Leonard | Ik ben verdrietig, maar niet depressief. En het voelt goed dat ik mijn rouw op deze manier kan tonen, misschien door iets goeds te doen. |
| Therapeut | Wat een prachtige manier om achter die tragische wolken de zon te zien! Je hebt jezelf echt opnieuw uitgevonden en je doet goede dingen voor jezelf en anderen. Geen wonder dat je je behalve verdrietig ook goed voelt. |

Bij de afsluiting was de CAPS-score van Leonard 14 en zijn Hamilton Depression-score 4, beide een teken van remissie. Hij bedankte de therapeut en voelde niet dat hij nog behandeling nodig had: 'Ik heb mijn doorbraak gehad.' Een jaar later vertelde hij dat hij bijna met pensioen ging, maar nog meer betrokken was bij liefdadigheidswerk rondom 11 september. Hij was nog altijd verdrietig om Rob, maar bracht tijd door met diens weduwe en zijn kleinkinderen. Hij bleef in wezen symptoomvrij.

Bij IPT voor depressie wordt bij het probleemgebied 'rouw' altijd gevraagd hoe de patiënt de dood van de overledene heeft vernomen: waar hij was, wat er gebeurde, of hij zich ergens schuldig over voelt – doordat hij iets had gedaan of juist had nagelaten. In ons PTSS-onderzoek hebben we dit juist zorgvuldig vermeden om ons ervan te verzekeren dat IPT zich niet richtte op de traumatische gebeurtenis: we wilden niet dat men kon zeggen dat wij patiënten hadden blootgesteld aan traumatische herinneringen. Nadat we in ons onderzoek hadden bewezen dat PTSS-patiënten baat konden hebben bij IPT zonder exposure, heb ik nu een klinische suggestie voor de behandeld van traumatische rouw: doe wat gepast voelt. Het kan geen kwaad om de reactie van de patiënt op iemands dood in ieder geval kort te onderzoeken. Als ik Leonard nu zou behandelen, zou ik zijn gevoelens over het bezoeken van het World Trade Centre uitgebreider onderzoeken dan ik destijds heb gedaan. IPT voor aan rouw gerelateerde PTSS moet zich niet richten op de traumatische dood, maar op de verloren persoon en op de relatie van de patiënt met de overledene, positief en negatief.

IPT voor PTSS – Interpersoonlijke conflicten

© Bohn Stafleu van Loghum is een imprint van Springer Media B.V., onderdeel van Springer Nature 2021
J. C. Markowitz, *Interpersoonlijke psychotherapie bij posttraumatische stressstoornis*,
https://doi.org/10.1007/978-90-368-2559-7_8

Waar we hier mee te maken hebben is geen contact kunnen maken.

Cool Hand Luke (1967)

Bij PTSS kunnen er verschillende soorten interpersoonlijke conflicten zijn. Ze kunnen over het trauma gaan: iemand kan bijvoorbeeld nog altijd in een mishandelende relatie zitten en niet in staat zijn die mishandeling af te weren. Vaker echter zien we patiënten die vroeger mishandeld zijn, vaak in de kindertijd, en die PTSS hebben ontwikkeld. In hun huidige relaties hebben ze vaak moeite om voor zichzelf op te komen, hun boosheid te verdragen of te uiten, of ze voelen zich op een andere manier onveilig en overweldigd. IPT helpt gevoelens te verdragen en te begrijpen en ze te gebruiken om relaties te veranderen. Hierdoor nemen PTSS-symptomen af. Door de dringendheid ervan zorgen de interpersoonlijke conflicten vaak voor intense sessies. In onze RCT lag de focus bij 2 van 38 IPT-patiënten (5 %) op interpersoonlijke conflicten; nog eens vier therapieën behandelden interpersoonlijke conflicten als secundaire focus.

8.1 Casus 1

Alicia was een getrouwde witte Joodse vrouw van 43, een succesvolle lokale politica en moeder van twee dochters. Haar echtgenoot David dreigde van haar te scheiden als ze niet in behandeling zou gaan. Hij vertelde: 'Misschien is het haar menstruatiecyclus, maar een keer per maand explodeert ze! Ze heeft hulp nodig, ik kan het niet meer aan.' Alicia toonde aanvankelijk veel weerstand, maar ze vond dat een scheiding haar politieke carrière kon schaden, en ze gaf toe dat er problemen waren in hun twintigjarige huwelijk.

In eerste instantie zei ze dat het thuis goed ging, maar dat ze zo nu en dan 'ontplofte' en dat pas na afloop in de gaten had. Haar man en kinderen waren bang voor deze woede-uitbarstingen. Na afloop voelde ze zich weliswaar schuldig, maar ze wist niet wat ze moest zeggen en had het gevoel dat ze er de hele tijd niet echt bij was geweest. Op afstandelijke toon vertelde ze: 'Ik vind het erg dat ik hen van streek heb gemaakt, maar ik weet niet precies wat er gebeurd is.'

Alicia was een alerte, aantrekkelijke, zeer goed verzorgde vrouw met dure kleding en misschien iets te veel make-up. Ze had een gecontroleerde, normale motoriek en vloeiende spraak, en ze maakte adequaat oogcontact. Haar stemming was angstig, niet depressief, met een gecontroleerd, oppervlakkig, ietwat afstandelijk affect. Ze had de air van een politica: gepolijst, enigszins zichzelf verkopend, en zich bewust van de indruk die ze maakte. Haar denken was doelgericht en concreet, en ze leek haar woorden zorgvuldig te kiezen. Ze had geen suïcidale of moorddadige gedachten of psychotische symptomen. Haar inzicht was beperkt: ze gaf toe dat er thuis problemen waren, maar ze begreep nauwelijks waarom. Haar zintuiglijke waarneming was helder.

Alicia gaf aan dat ze terugkerende nachtmerries had, waardoor ze de meeste nachten wakker werd: misschien iets over haar kindertijd, maar ze kon zich de inhoud nooit herinneren en wilde die ook niet echt weten. Ze had last van slapeloosheid, en haar concentratie overdag was wisselend, hoewel ze niet precies wist wat haar afleidde. Ze erkende dat ze zich onthecht voelde, alsof ze zichzelf door het leven zag gaan. Ze maakte toespelingen op een moeilijke jeugd, waarbij 'mijn moeder soms hard was'. Ze kon hier echter geen voorbeelden van noemen en kon zich weinig herinneren van voor haar vijftiende toen ze naar een internaat ging. Haar vader was zakenman en was vaak van huis. Als hij wel thuis was, was hij duidelijk passief en niet betrokken.

Alicia voldeed aan de *DSM-IV*-criteria voor PTSS en had bij aanmelding een CAPS-score van 55, wat overeenkwam met matige tot ernstige PTSS. In haar medische en neurologische geschiedenis waren geen bijzonderheden. Ze had geen hoofdletsel of toevallen, noch dysmenorroe of een premenstruele dysfore stoornis: haar woede-episodes hielden geen verband met haar menstruele cyclus. Ze had geen eerdere psychiatrische behandeling gehad.

Bij het uitvragen van de geschiedenis kwam de therapeut erachter dat Alicia weliswaar een modelkind was geweest, een 'braaf meisje' en een goede leerling, maar dat haar moeder haar vaak had bestraft voor kleine of ingebeelde overtredingen van de regels. Ze moest soms dagen op haar kamer blijven, mocht niet naar buiten en werd soms geslagen als haar moeder te veel gedronken had.

Therapeut	Moest je ooit naar het ziekenhuis nadat je door je moeder was geslagen?
Alicia	Nee. Nou, twee keer, maar het stelde niet veel voor. Een breukje.

De artsen in het ziekenhuis hadden duidelijk niet veel vragen gesteld, omdat de moeder een 'fatsoenlijke vrouw' was. Alicia vertelde dat ze haar ouders bewonderde, maar probeerde niet zo boos te worden als haar moeder. 'Ze kon angstaanjagend zijn', gaf ze toe. Alicia was trots op haar vermogen om in haar politieke leven controversiële vragen van de media af te wimpelen.

Ze erkende wel dat haar man gelijk had over haar gedrag. Meestal was ze aangenaam, bekwaam en beheerst. Zo nu en dan, misschien een keer per maand, kreeg ze onverwachts 'een rode waas' voor ogen door iets wat thuis gebeurd was: het gedrag van haar twee kinderen, die zich meestal goed gedroegen, iets wat haar man zei, of misschien iets waar ze haar vinger niet op kon leggen. Ze kon niet echt beschrijven wat er gebeurde en had vage, gedissocieerde herinneringen aan deze incidenten. Ze wist wel dat het hele gezin uiteindelijk van streek was en zelfs bang voor haar was. Haar man zei dat ze krijste en soms met dingen gooide, hoewel ze nog nooit iemand geslagen had. Alicia voelde zich schuldig dat ze haar zelfbeheersing was verloren en haar gezin bang had gemaakt. Ze bezwoer elke keer dat ze zich beter zou beheersen en dat dit de laatste keer was geweest. Haar inzicht in wat er op die momenten daadwerkelijk gebeurde was verrassend beperkt, maar zij zag haar emotionele staat als iets wat zorgvuldig beheerst moest worden.

De therapeut vroeg haar om de laatste keer te beschrijven dat dit was gebeurd, de keer die vooraf was gegaan aan het begin van haar behandeling.

Alicia	Ik weet het niet. Ik denk dat ik eten had gemaakt, maar mijn man was bezig met zijn computer, en Joanie was in de badkamer, dus ik zat alleen met Clara aan tafel, en het eten werd koud. En ik denk dat ik toen een rode waas voor mijn ogen kreeg. Het volgende wat ik mij herinner is dat de kinderen in hun kamer huilden, mijn man zichzelf opgesloten had in zijn werkkamer en niemand had gegeten.
Therapeut	Wat was er gebeurd?
Alicia	Weet je. Ik heb waarschijnlijk iets gezegd waardoor iedereen van streek is geraakt. [Stilte]
Therapeut	[na een pauze] Wat zou je gezegd kunnen hebben?
Alicia	Ik weet het niet, iets. [Stilte] … Misschien dat ze ondankbaar waren.

Therapeut	Voor het eten, bedoel je?
Alicia	Ja. Ik bedoel, ik werk, ik haal de kinderen op van school. Ik ben maar in mijn eentje. Dus waarschijnlijk zei ik daar iets over.
Therapeut	En hoe voelde jij je toen je er iets van zei?
Alicia	[Pauze, beschaamd, zachtjes] Dat ze er hadden moeten zijn. Aan tafel. Ik bedoel, wat is hun probleem?
Therapeut	En hoe noem je het gevoel, van 'ze-hadden-er-moeten-zijn-maar-ze-waren-er-niet'?
Alicia	Ze waarderen niet wat ik doe.
Therapeut	En hoe voel jij je erdoor dat zij jou niet waarderen?
Alicia	Ik weet niet hoe ik dat moet noemen. Van streek.
Therapeut	Op wat voor manier van streek? Hoe zou je dat noemen?
Alicia	Misschien een beetje … gefrustreerd?
Therapeut	Gefrustreerd, als geërgerd, boos?
Alicia	Misschien, maar ook dat ze niet om me geven zoals ze zouden moeten. 'Boos' klinkt slecht, ik wil niet boos zijn, het is mijn gezin.
Therapeut	Gefrustreerd?
Alicia	Een beetje, of geërgerd, zoals jij zei.
Therapeut	Aha, en niet gewaardeerd. Voelde je je een beetje gekwetst?
Alicia	Misschien, ik weet het niet. Maar ik snap niet waarom je er zo'n ding van maakt.
Therapeut	Jouw gevoelens kunnen iets te maken hebben met het uitvallen tegen je gezin … Denk je dat er een reden was om je gefrustreerd en gekwetst te voelen?
Alicia	Nee. Ja. Ja, misschien een beetje. Maar het is maar een maaltijd, het zou geen derde wereldoorlog moeten worden!
Therapeut	Maar we raken hier aan iets belangrijks. Jij kwam thuis na een hele dag werken, en je man en dochter komen niet, en jij voelt iets. En het volgende dat je je herinnert is de derde wereldoorlog, hoewel de details wazig zijn?
Alicia	Ja, dat klopt.
Therapeut	Dus je voelde … frustratie en pijn?
Alicia	Een beetje, maar ik dacht niet echt na op dat moment, en het stelt niet zoveel voor, een paar minuten te laat voor het eten.

Alicia had (meestal niet openlijke) meningsverschillen met verschillende familieleden en met haar collega's, maar het belangrijkste probleem was haar dreigende huwelijkscrisis. Zij en David hadden elkaar aan het einde van de studie ontmoet, waren verliefd geworden en bewonderden elkaar, maar hadden altijd een zekere afstand gekend. Alicia wilde dat David haar bijzonder vond, hoewel ze zich niet altijd (of zelfs vaak niet) zo voelde. Zij vond haar zelfbeheersing een sterke kwaliteit. Alicia vond het moeilijk om met hem, of anderen, te praten over haar kindertijd en over haar gevoelens. David was aanvankelijk een klankbord voor haar frustraties geweest. Met het verstrijken van de jaren had ze hem echter niet langer in vertrouwen genomen. Ze werkten goed samen tijdens etentjes, verkiezingsbijeenkomsten en andere publieke gelegenheden, maar hun privéleven bloedde dood. Hun ooit onstuimige seksleven was verschraald. Ze probeerden zich op de kinderen te richten en waren meestal beleefd tegen elkaar, maar groeiden steeds verder uit elkaar. Soms werd hij boos op haar en beschuldigde hij haar ervan een 'oppervlakkige politiekeling' te zijn, wat haar kwetste. Meestal reageerde ze niet op dergelijke uitbarstingen. Toen David klaagde dat ze niet echt van hem hield, antwoordde ze afgemeten: 'Natuurlijk hou ik van je', maar ze hield hem op afstand. Ze voelde zich verbijsterd en verraden: dat David haar niet begreep en haar emotioneel en seksueel afwees.

Therapeut	Hoe voel jij je over je man?
Alicia	Hij is een goede echtgenoot. Misschien heeft hij zijn redenen om klaar met mij te zijn.
Therapeut	Dat zijn niet echt gevoelens, hè? Welke emoties heb je?
Alicia	Ik hou van hem. Ik denk dat ik bang ben dat hij niet verder met me wil of me als een loser ziet. Misschien heeft hij gelijk en ben ik een 'oppervlakkige politiekeling'?
Therapeut	Vertrouw je hem?
Alicia	Vertrouwen? Ik denk niet dat ik iemand echt vertrouw.

De therapeut kwam met een formulering:

Therapeut	We hebben vastgesteld dat je PTSS hebt, met een hoge score op de CAPS. Dit lijkt te zijn begonnen door fysieke en emotionele mishandeling door je moeder toen je klein was …
Alicia	Mishandeling? Dat lijkt me te sterk. Ik vind het onprettig als je dat zegt.
Therapeut	Ik wil niet dat je je onprettig voelt, en het is goed dat je dat zegt. Kijk, als jij in het ziekenhuis komt met een breuk, voldoet dat aan de criteria van mishandeling. En de algehele sfeer van angst waarin je opgroeide, lijkt de beste verklaring voor je PTSS-symptomen.
Alicia	Noem het gewoon geen mishandeling. Ik vind het naar om zo over mijn moeder te denken. [Huivert]
Therapeut	We zullen ons niet richten op wat er toen gebeurde, maar op de effecten van PTSS op je huidige leven. Een van de gevolgen van PTSS is dat je je vaak gevoelloos voelt, niet bewust van je emoties.
Alicia	Ja.
Therapeut	En als je gevoelloos bent, is het moeilijk om je gevoelens in bepaalde situaties te lezen, toch?
Alicia	Ik voel meestal weinig. Ik wil gewoon dat dingen vlekkeloos gaan, mijn zelfbeheersing bewaren.
Therapeut	Maar die gevoelens, zelfs onbehaaglijke als boosheid, kunnen je helpen om te lezen wat er gebeurt in een relatie en je helpen om uit te vinden hoe je ermee om kunt gaan. Als je door PTSS moeite hebt met het lezen van je relatie, gaat het vaak mis. De problemen met David lijken een gevolg van PTSS te zijn; dergelijke problemen noemen we een *interpersoonlijk conflict*. David zou als echtgenoot een belangrijke steun in je leven kunnen zijn, maar jij lijkt afstand te voelen, jullie liggen met elkaar overhoop. Ik stel voor dat we de komende twaalf weken focussen op jouw huwelijk, uitzoeken waarmee jij en David problemen hebben en hoe jullie je relatie kunnen herstellen. Als we dit doen, bestaat er een goede kans dat jullie relatie verbetert en daardoor ook je PTSS-symptomen afnemen. Lijkt dit je zinvol?
Alicia	Ja, dat lijkt een goed plan. Ik betwijfel echter of we ons huwelijk in zo'n korte tijd kunnen veranderen.

In de eerste weken van de therapie ontwikkelde zich een patroon. Alicia reageerde gewoonlijk op de openingsvraag ('Hoe is het gegaan sinds we elkaar voor het laatst hebben gezien?') met het beschrijven van een incident en niet met een stemming. Bij het exploreren van het incident ontkende ze aanvankelijk enige gevoelens, maar bij het bespreken ervan kwamen er sommige naar boven, aanvankelijk aarzelend. Na verloop van tijd was ze beter in staat om deze gevoelens te benoemen: 'frustratie' en 'ergernis' werden vertaald naar 'boosheid', hoewel ze deze term in eerste instantie had verworpen omdat die zo kenmerkend voor haar moeder was.

Therapeut	Maar iedereen wordt weleens boos. Het betekent dat iemand je ergert of iets doet wat je niet prettig vindt. Het is geen slecht gevoel, het vertelt je iets over iemands slechte gedrag. Het is normaal om boos te worden; het is een sociaal signaal dat je iets belangrijks vertelt. Als je het negeert, blijft het probleem waarschijnlijk bestaan. Als je een manier kunt vinden om het gevoel makkelijker te uiten, loopt het misschien niet op tot een van die ontploffingen die je hebt beschreven.

De therapeut ging door met het naar boven halen en normaliseren van haar gevoelens, vooral de negatieve. Alicia vertelde dat ze 'allergisch' was voor boosheid en verdriet; ze grapte dat dit geen 'politiek correcte' gevoelens waren. Na verloop van tijd ontspande ze echter steeds meer en accepteerde ze haar emoties. Omdat ze het moeilijk bleef vinden ze te uiten, vooral boosheid, oefende ze hiermee in rollenspellen.

Sessie 5:

Alicia	Dus mijn assistent had het rapport niet opgesteld, en ik denk dat jij wilt dat ik zeg dat ik geërgerd was.
Therapeut	Ik probeer je niet te manipuleren. Wat jij voelt is wat je voelt. Hoe voelde jij je?
Alicia	Ik denk dat ik boos was dat ze twee weken de tijd had gehad om een paar pagina's klaar te hebben en dat niet gedaan had. Waardeloos werk, ik zou nooit zo inefficiënt zijn.
Therapeut	Waren er verzachtende omstandigheden? Was er een andere taak die haar misschien had afgeleid?
Alicia	Nee, ik had duidelijk gemaakt dat dit de hoogste prioriteit had. En dit is niet de eerste keer. Ze is onbetrouwbaar.
Therapeut	En hoe voel jij je over die onbetrouwbaarheid?
Alicia	Geërg... – nou ja, boos.
Therapeut	En is het redelijk om boosheid te voelen als zij zich bij een belangrijke taak onbetrouwbaar toont?
Alicia	Ja, ik denk van wel. Al weet je dat ik dat niet prettig vind.
Therapeut	Hoe ben je daar in het verleden met Sally [de assistente] mee omgegaan?
Alicia	Ik liet het maar zitten. [Pauze]
Therapeut	O?
Alicia	Nou, je weet wel. Ik hou niet van confrontaties.
Therapeut	Dus je bent niet alleen boos op haar vanwege dit rapport, maar ook over andere dingen?
Alicia	Ja.

Therapeut	Vind je het redelijk dat je op dit punt een beetje boos bent?
Alicia	Ja. Maar het is niet mijn ding.
Therapeut	Dus wat kun je doen?
Alicia	Ik kan haar geen belangrijke dingen meer toevertrouwen. Ik kan haar misschien ook vertellen dat ik haar niet meer nodig heb.
Therapeut	Ja, dat zijn opties. Zij is het gewoon niet waard om bij je staf te blijven?
Alicia	[bedachtzaam] Sally heeft ook goede kwaliteiten, maar misschien zijn dat niet time-management en grondigheid. Ze had goede ideeën voor mijn laatste campagne. Ze kan meelevend zijn.
Therapeut	Dus, is er iets anders wat je kunt doen voordat je het opgeeft of haar ontslaat?
Alicia	Zoals?
Therapeut	Wat zijn je opties?
Alicia	Ik zou iets kunnen zeggen …

Deze dialoog leidde tot een vruchtbare reeks rollenspellen, waarin Alicia verschillende manieren van communicatie uitprobeerde, van te bedekt tot te confronterend ('Waar was die bladzijde die ik zocht?' versus 'Ik ben het zat dat je nooit iets af hebt!'); eerst in vragende vorm ('Sally, waar is die bladzijde?'), later, met aanmoediging van de therapeut ('Ik merk dat je haar een vraag stelt, is het een vraag of wil je iets duidelijk maken?'), assertiever en uiteindelijk stellig ('Ik moet het met je hebben over hoe ik me over bepaalde zaken voel. Het voelt alsof ik jou belangrijke taken geef omdat ik op je vertrouw en dat je me dan teleurstelt.') Ze bespraken ook het moduleren van de toon van haar stem en oefenden hiermee, zodat deze niet te sterk of te zwak was.

Zo waren ze bij een moeilijke relatie buitenshuis gekomen, die niet het huwelijksconflict was waarop de behandeling zich in het algemeen richtte. Toen Alicia echter het probleem met Sally had ingebracht, bood dit in de ogen van de therapeut een belangrijke parallel, waarbij Alicia haar gevoelens kon begrijpen en haar uiting hiervan op een constructieve manier kon bijsturen. Ingaan op de problemen met de collega valideerde het inbrengen in de sessie. Het conflict bevatte hetzelfde thema van irritatie in interpersoonlijke conflicten. Het praten over een collega was ook een veiliger manier om haar gevoelens te onderzoeken dan wanneer ze het over haar huwelijk zou hebben. Dit was niet een bewust plan van de therapeut, maar het leek een goed idee omdat de patiënt dit materiaal inbracht.

Sessie 7 begon met de vraag van de therapeut: 'Hoe is het gegaan sinds we elkaar voor het laatst hebben gesproken?' Alicia zag er opgewekter en rustiger uit. Ze vertelde dat ze een afspraak met Sally had gemaakt en op een redelijke, kalme en assertieve manier met haar had gesproken. Sally had uitvluchten gezocht, maar was vervolgens in tranen uitgebarsten en had zich verontschuldigd. Ze had verteld hoezeer ze Alicia bewonderde en haar wilde helpen. Alicia vertelde dat ze een beetje bang was geweest toen Sally aan het huilen was, maar dat ze tevreden was over de manier waarop ze de confrontatie was aangegaan. Sally werkte sindsdien efficiënter en hield zich aan de afspraken. De therapeut onderzocht hoe Alicia zich tijdens de confrontatie had gevoeld.

Alicia	In het begin zenuwachtig, daarna erg opgelucht en heel goed. Toen we het gesprek hadden beëindigd en zij terugliep naar haar bureau, voelde ik dat ik veel meer controle over de situatie had.
Therapeut	Geweldig! En hoe heb je je sindsdien gevoeld?
Alicia	Veel beter, meer ontspannen. Ook al kostte het me wel wat.
Therapeut	Dat is prachtig. Dus dit is waar we het over hebben gehad: jij nam het risico om je gevoelens te verwoorden, Sally kreeg ze te horen, en jullie relatie is beter. En jij voelt je beter.
Alicia	Ja, dat is waar.
Therapeut	Geweldig! En als je dat met Sally kunt, zou het misschien ook werken bij David?
Alicia	David? Ja, het is het proberen waard.

Hierdoor aangemoedigd begon Alicia, weliswaar voorzichtig, meer te praten over de spanningen in haar relatie. Ze voelde zich afgewezen door David, niet gesteund en, nu ze erover nadacht, was ze ook boos op hem. Voor de buitenwereld en de kinderen hielden ze een façade op, maar ze spraken nauwelijks met elkaar en hadden weinig lichamelijk contact.

Alicia	Ik ben gekwetst en boos. Hij lijkt niet om mij te geven; hij houdt de schijn op.
Therapeut	Weet hij dat jij je zo voelt?
Alicia	Natuurlijk.
Therapeut	Heb je het verteld?
Alicia	Niet met zoveel woorden, maar hij moet het weten door de manier waarop ik mij gedraag. Hij moet het aanvoelen door de manier waarop ik hem soms aankijk.
Therapeut	Hoe is dat?
Alicia	Ik weet niet. Hij moet het gewoon zien.
Therapeut	Hoe zou jij willen dat hij laat zien dat hij om je geeft?
Alicia	Ik wil dat hij mij in zijn armen neemt en het tegen me zegt. Maar dat is niet zijn stijl, in ieder geval niet nu.
Therapeut	Je zou willen dat hij je vasthoudt en het zegt.
Alicia	Ja. Ja!
Therapeut	Zijn dit redelijke gevoelens die je mag hebben?
Alicia	Ja, ik denk van wel.
Therapeut	Oké, dat vind ik ook. Weet je zeker dat hij dat weet: dat jij wilt dat hij zich zo gedraagt?
Alicia	Dat moet hij weten.
Therapeut	Welke opties heb je om het hem te laten weten?
Alicia	Ik zou het, net als bij Sally, tegen hem kunnen zeggen. Maar dat zou niet nodig hoeven zijn.
Therapeut	Het zou fijner zijn als hij het spontaan deed. Maar wat ik van jou begrijp, gaat het al een tijdje zo. Dus hoe zou je kunnen overbrengen wat je wilt?

Alicia	Ik zou kunnen zeggen: David, ik moet met je praten over hoe ik me over bepaalde dingen voel … [wordt stil]
Therapeut	[Wacht even] Ja?
Alicia	Ik heb het gevoel dat we problemen in ons huwelijk hebben, en ik wil dat dit beter wordt. Ik voel me gekwetst en gefrustreerd door de afstand tussen ons. Het is waarschijnlijk ook mijn fout, en ik weet ook dat je mij een oppervlakkige politiekeling vindt, maar …
Therapeut	Ja?
Alicia	Ik hou van je, en ik wil dat je mij in je armen neemt en me vertelt dat je om me geeft – O, dat klinkt zo banaal!
Therapeut	Vind je? Ik vond het echt oprecht en warm. Maar hoe zou je het anders willen doen?

Ze probeerden nog een paar andere manieren om het aan de orde te stellen. Alicia had erover gedacht om met haar man te praten, maar het was er nog niet van gekomen. Ze gaf toe dat ze bang was. Tijdens de sessie exploreerden ze haar gevoelens en deden meer rollenspellen, ook over onvoorziene omstandigheden: hoe kon ze ermee omgaan als David een gesprek vermeed, er niet voor openstond of geërgerd raakte? Ze hadden het over 'de schone gevoelens' in het huwelijk, tegenover 'de schone schijn'.

Aan het begin van sessie 9 hoopte de therapeut dat ze David met haar gevoelens had geconfronteerd. In plaats daarvan vertelde Alicia dat Sally haar werk beter deed en dat de relatie met haar kinderen ook beter werd en zich leek te verdiepen. David en zij hadden echter al een paar maanden geen seks gehad, en ze uitte haar frustratie daarover. De therapeut vroeg: 'Welke opties heb je om daarmee om te gaan?'

Sessie 10:

Alicia	Jij vraagt altijd 'Hoe is het gegaan sinds ons laatste gesprek?' Nou, ik ben je voor. Het is, zoals jij zou zeggen, echt interessant gegaan. Ik nam het risico en sprak met hem – en het ging goed!
Therapeut	Geweldig! Vertel!
Alicia	Nou, tijdens het avondeten vertelde ik hem dat we die avond moesten praten, en hij zag er een beetje nerveus uit, maar zei oké. Dus nadat de meiden in bed lagen, opende ik een fles witte wijn, en we praatten. Ik probeerde de zinnen uit die we geoefend hebben, en het ging niet helemaal vlekkeloos, maar best goed. Ik vertelde hem dat ik van hem hield en dat ik me gekwetst en gefrustreerd voelde en zo. Dat ik het gevoel had dat hij mij had opgegeven, zelfs met vrijen en dat dat echt frustrerend was. Toen ik zei dat ik wilde dat hij mij vasthield, deed hij dat! En we vreeën voor het eerst sinds lange tijd, en het voelde eerst een beetje vreemd, maar daarna veel intiemer dan misschien ooit tevoren. Ik was zenuwachtig, maar ik heb ook meer het gevoel dat ik hem kan vertrouwen. Het is net alsof alles waar wij het over hebben gehad in een keer samenkwam.
Therapeut	Verbazingwekkend. Je hebt het geweldig gedaan! Hoe voel je je?
Alicia	Ik voel me zoveel beter. De volgende ochtend was ik een beetje bezorgd van, zou het blijven? En die avond was ik zenuwachtig omdat David zei dat *hij* met *mij* wilde praten. Ik was er even zeker van dat alles voorbij was. Maar toen wilde hij praten over hoe ik ontplofte, een rode waas kreeg. Hij had gemerkt dat het al een paar weken niet meer was gebeurd, maar hij vertelde dat dat was wat onze relatie echt beschadigde, mijn ontploffingen.
Therapeut	[kijkt verwachtingsvol]

Alicia	Nou, eerst wist ik niet goed wat te zeggen. Ik denk dat ik verstijfde omdat hij er gespannen uitzag. Maar ik dacht aan wat wij hier hebben besproken en dus … Ik vertelde hem dat ik moeite met boosheid had door PTSS, maar dat ik probeerde mijn gevoelens directer te uiten en dat ik daarom misschien geen woede-uitbarsting had gehad. [Pauze]
Therapeut	En?
Alicia	Nou, ik denk dat hij me geloofde. In ieder geval ging dit gesprek ook goed, en we vreeën voor de tweede nacht achter elkaar, wat niet is gebeurd sinds ik weet niet hoe lang. Dus dat was een soort bevestiging van alles. Sindsdien is het geweldig geweest. Ik was bang dat het niet zou aanhouden, maar tot nu toe wel. Ik ben nog steeds niet helemaal zeker over veel dingen, maar wel zekerder.

Vanaf dat moment leek Alicia duidelijk minder PTSS-klachten te hebben. Het huwelijk bleef beter en werd tijdens de resterende sessies zelfs nog sterker. Alicia erkende nu spontaan dat ze het belangrijk vond aandacht aan haar emoties te besteden en vertelde anderen bewust hoe zij zich voelde. Terwijl ze steeds vaardiger werd in het herkennen en uiten van frustraties, bouwde de woede niet langer op en leek ze te ontspannen. Er waren geen noemenswaardige woede-uitbarstingen meer.

Alicia	Het is nu anders. Weet je dat ik altijd tegen David, Joanie, Clara en mijn familie zei dat ik van ze hield, maar het was altijd een beetje automatisch. Nu voelt het echt, warmer, nabijer. En ik weet dat zij het ook zo ervaren.
Therapeut	Hoe weet je dat?
Alicia	Door de warmte van hun reacties. Alsof we het nu echt menen. En, ik weet wat je wilt vragen: het voelt veel beter.
Therapeut	Dat is fantastisch.

De afsluiting verliep zonder problemen. Alicia vertelde dat relaties in het algemeen verbeterden: niet alleen thuis, maar ook op haar werk, en met vrienden en familie was ze 'losser', ontspannener, spontaner en oprechter in haar interacties. Ze vond het nog steeds eng, maar ze voelde vooral een plezier dat ze daarvoor niet kende. De therapeut had de mishandeling in haar jeugd niet meer ter sprake gebracht, maar Alicia gaf spontaan aan dat ze ambivalenter tegenover haar moeder stond. Ze ging gemakkelijker met emoties om. Een voorbeeld hiervan diende zich in de voorlaatste sessie aan, toen ze in tranen uitbarstte en vertelde dat ze door wilde gaan met therapie, hoewel ze niet het gevoel had die nodig te hebben. Ze zou hun sessies missen, en ze kon hem nooit genoeg bedanken voor al zijn hulp. De therapeut onderbrak deze stroom van emoties niet, maar herinnerde haar eraan dat zij degene was die de risico's had genomen en al het zware werk had gedaan.

Therapeut	Ik waardeer je dank, maar het is voornamelijk jouw verdienste dat je beter bent geworden. Jij nam het risico, jij zag je gevoelens onder ogen en durfde ze te uiten tegenover de mensen om je heen. Ik heb misschien wat gecoacht, maar jij deed het zware werk tussen de sessies door, en jij hebt de klus geklaard

Bij afsluiting was de CAPS-score van Alicia gedaald van 55 naar 15 (remissie). Bij de follow-up na negen maanden ging het nog altijd goed.

Deze casus past bij het algemene patroon van IPT-behandeling van een interpersoonlijk conflict, maar heeft ook de aanpassingen voor behandeling van PTSS. Alicia is een goed voorbeeld van een patiënt met PTSS, die in eerste instantie nogal onthecht en gevoelloos is. De eerste sessies richtten zich op het vaststellen en benoemen van emoties. Alicia was een vastbesloten patiënt, die ondanks haar chronische PTSS op bepaalde vlakken goed functioneerde. Ze nam voor haar gevoel grote risico's door haar emoties te uiten tegenover mensen om haar heen. Gelukkig reageerden dezen positief, waardoor haar gevoel van bekwaamheid werd bekrachtigd. Na 14 weken waren haar emotionele bewustzijn en haar interpersoonlijk functioneren spectaculair verbeterd, en als gevolg daarvan was haar PTSS in remissie. Haar relatie met David was van een interpersoonlijk conflict verschoven naar een relatie van sociale steun.

De behandeling ging niet verder in op de mishandeling waar Alicia in haar jeugd het slachtoffer van was geweest. Hoe verschrikkelijk haar jeugd was geweest is zelfs nooit duidelijk geworden, omdat de therapeut en zij dit niet exploreerden. Maar het was duidelijk ernstig genoeg geweest om als kindermishandeling gekwalificeerd te worden, een trauma dat voldoet aan het A-criterium van PTSS en een duidelijke oorzaak van haar aandoening vormde. Alicia wilde niet in het verleden wroeten, en het bleek ook niet nodig, in ieder geval niet om haar PTSS-symptomen sterk te verlichten.

IPT ging niet in op het verleden zoals een exposuretherapie dat doet om het trauma te herbeleven of zoals bij een psychodynamische therapie gebeurt om het huidige gedrag te interpreteren. Alicia merkte zijdelings op dat ze niet boos wilde worden zoals haar moeder vroeger was geweest. De therapeut onderzocht of dat de enige optie was; hij vroeg of er geen keuzes waren tussen volledige onderdrukking van en uitbarsten in woede. Via rollenspel en interacties in de echte wereld werd duidelijk dat die er waren.

8.2 Casus 2

Victor was een 37-jarige alleenstaande, rooms-katholieke homoseksuele administratief medewerker van Latijns-Amerikaanse afkomst met als voornaamste klacht: 'Ik weet niet waarom ik besta. Ik haat mijn leven gewoon.' Hij was doorverwezen door MaleSurvivor, een organisatie die opkomt voor mannen met een seksueel trauma. Victor voldeed aan de diagnostische criteria van chronische PTSS, met een CAPS-score van 75 (ernstige PTSS), en van depressie, met een Hamilton Depression Rating Scale (Ham-D) -score van 23 (ernstig). In zijn jeugd was hij misdienaar geweest en herhaaldelijk seksueel misbruikt door zijn priester. Deze had hem strikte geheimhouding laten beloven en hem gedreigd met verdoemenis. Toen hij het eindelijk aan zijn moeder vertelde, geloofde ze deze 'godslastering' niet en sloeg hem. Hij had gewerkt als mannelijke prostituee en was in die periode meermalen verkracht.

Hij werkte nu als administratief medewerker, een onopvallend baantje waarin hij zijn best leek te doen om moeilijkheden te vermijden. Hij was niet assertief, zichtbaar geagiteerd, straalde hulpeloosheid uit en gaf aan dat zijn collega's en bazen de pik op hem hadden. Vooral zijn collega Mark viel hem lastig met homofobe opmerkingen. Victor maakte geen afspraakjes meer, want dan voelde hij zich gedwongen om ongewenste seksuele gunsten te leveren en hij had moeite met nee zeggen. Hij was behoorlijk geïsoleerd. Victor had het gevoel dat hij anderen niet kon vertrouwen, en hij had niemand die hij in vertrouwen kon nemen. Zijn vader was overleden toen hij vier was. Hij zag zijn moeder, die in Florida woonde, en zijn twee heteroseksuele broers zelden. Hij vertelde dat hij bij hen nooit uit de kast was gekomen, omdat hij wist dat ze hem zouden afwijzen. Hierdoor had hij weinig sociale steun.

In de familie was een geschiedenis van alcoholmisbruik en depressie, en Victor gaf toe veel te drinken om zijn pijn te verzachten: 'Ik drink mezelf in slaap.' Andere drugs gebruikte hij niet. Hij had regelmatig black-outs. Het afgelopen jaar had hij drie of vier suïcidepogingen gedaan, waarbij hij zijn pols oppervlakkig had opengesneden op momenten dat hij zich gevoelloos en wanhopig voelde. Hij voldeed aan vier van de vereiste vijf criteria van de borderline-persoonlijkheidsstoornis. Hij was in zijn jeugd behandeld voor seksueel overdraagbare aandoeningen, maar was hiv-negatief. In zijn medische geschiedenis waren er verder geen bijzonderheden.

Victor was een slanke, aantrekkelijke, alerte man met donker haar en een olijfkleurige huid. Hij oogde conform zijn kalenderleeftijd, was goed verzorgd en droeg onopvallende kleding. Hij kwam onrustig en mild geagiteerd over, met een timide, licht vrouwelijke motoriek. Hij maakte nauwelijks oogcontact en keek weg naar de hoeken van de spreekkamer. Zijn spraak was zacht en aarzelend maar vloeiend. Hij had de neiging zijn zinnen niet af te maken Zijn stemming was angstig en depressief, met een onthecht, niet-labiel affect. Zijn denken was doelgericht maar hij was snel afgeleid. Hij had het gevoel dat het leven pijnlijk was en niet de moeite waard, maar hij had geen suïcidale plannen of intenties. Zijn inzicht was beperkt: hij kwam voor een behandeling omdat hij doorverwezen was, maar hij voelde zich een beschadigd, nutteloos mens met weinig hoop voor de toekomst: 'Ik ben een loser.' Zijn zintuiglijke waarneming was ongestoord.

De therapeut besprak met hem de diagnose PTSS als een behandelbare ziekte en vertelde dat hij ook depressief was en dat deze aandoeningen elkaar overlapten: 'Het is behandelbaar, en het is niet jouw schuld. Niemand vraagt om PTSS, maar jij hebt het al je hele leven omdat die priester je heeft misbruikt; dat heeft zijn tol geëist.' De therapeut gaf Victor informatie over IPT bij PTSS (zie bijlage) en vertelde dat de aandoening hem op veel gebieden van zijn leven raakte, waardoor het moeilijk was om in interpersoonlijke situaties voor zichzelf op te komen, vooral met Mark.

Victor had zijn huidige baan sinds zeven jaar en kon ervan rondkomen, maar voelde zich altijd inferieur, inadequaat en het mikpunt van anderen. Zijn houding was passief, niet-assertief en conflictmijdend. Hij gaf aan dat hij niet van problemen hield en niet in de 'problemen' wilde raken door voor zichzelf op te komen. Toen hem gevraagd werd naar boosheid, vertelde hij simpelweg dat hij nooit boos werd. Veel collega's leken hem te negeren, maar anderen maakten bewust misbruik van hem: ze dumpten hun werk bij hem omdat ze wisten dat hij niet actief zou protesteren. Weer anderen, zoals Mark, waren openlijk kwetsend of zelfs sadistisch. Mark beledigde hem ('oppassen, flikker!') en maakte hem belachelijk tegenover anderen. Hij legde troep op Victors bureau en liet er extra werk achter. Mark stond niet hoger in de hiërarchie, maar Victor deed dit extra werk toch: door in zijn werk op te gaan vluchtte hij weg van de druk op kantoor. Dit speelde al minstens een jaar.

Therapeut	Hoe voel jij je bij hoe Mark jou behandelt?
Victor	Ik probeer het gewoon te negeren.
Therapeut	Dat moet moeilijk zijn. Je voelt vast enige reactie?
Victor	Hij is gewoon niet aardig.

Therapeut	Aha.
Victor	… Hij is gemeen.
Therapeut	Het klinkt zeker alsof hij gemeen tegen jou is. *Heel* gemeen. Maar wat voel je als hij gemeen is? Je hebt vast een emotionele reactie.
Victor	Ik weet het niet, ik voel niet zo veel. Ik ben eraan gewend.
Therapeut	Als hij je begroet met een scheldwoord, heb je daar dan geen gevoel bij?
Victor	Ik denk dat ik het niet prettig vind. Het is niet aardig.
Therapeut	Nee. Ik begrijp helemaal dat je het niet aardig vindt. Hoe voel jij je tegenover *hem*?
Victor	Ik weet het niet, ik voel niks, leegte.
Therapeut	Als je zegt dat je het niet aardig vindt, wat is dan de naam voor dat gevoel?
Victor	Van streek?

Door het niveau van onthechting ging Victor maar langzaam vooruit. Maar na de eerste sessies leek hij zich er meer van bewust te worden dat hij *iets* voelde: een beetje pijn, een beetje boosheid jegens Mark. In de derde sessie formuleerde de therapeut het probleem als een interpersoonlijk conflict: Victor had recht op een fatsoenlijke behandeling door Mark (en alle anderen) en kreeg dat niet.

Therapeut	We hebben vastgesteld dat je lijdt aan PTSS en depressie, behandelbare aandoeningen die niet jouw schuld zijn. Er is een goede kans dat je je na onze 14 sessies beter voelt; dit is pas de derde. Zoals ik het begrijp heb je een zeer pijnlijke relatie met Mark en in enige mate ook met de andere mensen om je heen. Dit zijn relaties waarin zij misbruik van je maken, gemeen tegen je zijn, je niet goed behandelen. We noemen een dergelijke pijnlijke relatie een *interpersoonlijk conflict*. Als wij een manier kunnen vinden waarop jij je anders opstelt in deze relaties, worden deze evenwichtiger en zullen ze verbeteren. Je zult je niet alleen op je werk prettiger, veiliger en zekerder voelen, maar ook zullen de symptomen van PTSS en depressie waarschijnlijk afnemen: je kwaliteit van leven zal toenemen, en je zult je beter voelen. Ik denk dat er een goede kans is dat je dit in de komende weken voor elkaar kunt krijgen. Lijkt dit je zinvol?
Victor	Het lijkt best zinvol, maar ik betwijfel of ik het kan.
Therapeut	Dat pessimisme is de depressie die aan het woord is. Ik denk dat je kansen aardig goed zijn. Wil je het proberen?
Victor	Ja, het kan geen kwaad.

De therapeut besefte dat Victor een geschiedenis had van herhaald misbruik en dat hij later opnieuw slachtoffer was geworden. Hij moedigde hem daarom aan om elk ongemak dat hij tijdens een sessie ervoer te benoemen ('Als jij iets wat ik doe onprettig vindt, laat dat me dan alsjeblieft weten, want dat is niet mijn bedoeling.'). De therapeut zou er niet door beledigd zijn, maar zou het juist toejuichen als Victor zijn gevoelens zou benoemen. Na deze aanmoediging ontspande hij enigszins, maar hij noemde nooit iets waar hij zich onprettig over voelde.

De therapeut wees erop dat Victors gevoelens de belangrijkste manier waren om te weten of hij slecht behandeld was, dus door de gevoelens die door zijn chronische gevoelloosheid begonnen heen te breken. Zijn reactie op de slechte behandeling bestond uit boosheid en pijn. Op het moment dat deze gevoelens opkwamen, besteedde de therapeut enkele sessies aan het normaliseren ervan: 'Het zijn geen "slechte" gevoelens: het zijn gepaste reacties op het wangedrag van andere mensen!' Maar Victor was zo lang passief geweest en had zo weinig ervaring met het aangaan van een confrontatie, dat hij de gevoelens weliswaar erkende maar terughoudend bleef om er iets mee te doen. De therapeut probeerde de gevoelens te mobiliseren via het concept *grensoverschrijding* (zie ► H. 5).

Therapeut	Er zijn in de maatschappij geschreven en ongeschreven regels die iedereen kent: wat eerlijk is, is eerlijk, en wat oneerlijk is, is oneerlijk. Er is bepaald gedrag dat iedereen slecht vindt; als iemand zich zo tegen jou gedraagt, heb je het recht om boos te zijn en heb je op zijn minst recht op een verontschuldiging. Het is gewoon niet de manier waarop wie dan ook een ander mag behandelen. Als jij daartegen protesteert, sta je volledig in je recht.
Victor	Dat is een idee. Een verontschuldiging.

Ze deden een rollenspel over hoe Victor het zou kunnen aanpakken.

Victor	[aarzelend] 'Mark, je moet stoppen met me te beledigen. Je moet je spullen niet meer op mijn bureau dumpen. Niemand mag een ander zo behandelen. Je bent me een excuus verschuldigd.'
Therapeut	Hoe voelde dat?
Victor	Ik weet het niet. Nogal nep. Een beetje slap.
Therapeut	Zei je wat je wilde zeggen?
Victor	Ja, de ideeën waren prima, maar de manier waarop het eruit kwam.
Therapeut	Wat klonk verkeerd?
Victor	Het klonk niet krachtig. Als ik zoiets zou zeggen, zou hij over me heen walsen.
Therapeut	Hoe zou hij dat doen?
Victor	Hij zou zeggen: 'Flikker op, zo praat jij niet tegen mij, watje!'
Therapeut	Dat is walgelijk. Maar als hij dat zou doen, hoe zou jij dan kunnen reageren?
Victor	Reageren? … Ik zou kunnen zeggen: 'Dat is nou precies wat ik bedoel. Je bent me een excuus verschuldigd.' Maar het klinkt nog steeds suf.
Therapeut	Dus de inhoud is in orde, maar je bent niet tevreden over de toon?
Victor	Ja.
Therapeut	Laten we het nogmaals proberen. Hoe wil je het zeggen?
Victor	Sterker. Als [luider] 'Zo praat je niet tegen mij, pestkop!'
Therapeut	Hoe was dat?
Victor	Een beetje beter.
Therapeut	Hoe denk je dat hij zal reageren?

Victor	Ik denk dat hij me misschien slaat, ik denk dat hij geschokt zal zijn dat ik iets zeg … Of misschien: 'Hoe durf je! Ontzettende pestkop, jij praat nooit meer zo tegen mij of ik dien een klacht in. En je bent me een excuus verschuldigd.'

De therapeut vond 'pestkop' een perfecte beschrijving van Mark. Ze gingen de volgende twee sessies door met oefenen. ('En stop met het dumpen van je werk bij mij, doe het zelf!') Victor kwam veel opgewekter naar sessie 8 en vertelde dat hij met succes de confrontatie met Jim, een andere collega, was aangegaan. Jim had gezegd dat het hem speet, dat hij hem niet had willen kwetsen. Dit gaf hem de moed om zich tegenover Mark uit te spreken, en ook dat ging verrassend goed. Mark had niet zijn excuses aangeboden, maar hij had beschaamd zijn ogen neergeslagen. Na een vruchteloze poging tot snoeverij had Mark hem verder met rust gelaten. Hij gooide geen troep meer op Victors bureau. Victor was opgelucht en voelde zich beter over zichzelf. De daaropvolgende weken vertelde hij dat hij zich op weg naar zijn werk eerder goed dan angstig voelde. Het begon veiliger te voelen. Hij had het idee dat hij beter in staat was om voor zichzelf op te komen. Sommige mensen begonnen zelfs aardiger tegen hem te doen.

Victor zag de voordelen van het herkennen en uiten van boosheid, en bracht in sessie 10 een nieuw onderwerp in. Zijn problemen waren begonnen met het misbruik door zijn priester. Hij had in de krant over de kerkschandalen gelezen. Misschien had hij recht op een excuus van de kerk? De therapeut vroeg hoe hij zich voelde.

Victor	Ik vind dat hij mij gruwelijk heeft behandeld, hij gebruikte zijn heilige instituut om mij te misbruiken en me te laten zwijgen. Het doet nog altijd pijn, ik schaam me en ben boos. Ik vind dat hij mij een excuus verschuldigd is.
Therapeut	Ik denk dat je moet vertrouwen op je gevoelens.

Victor ging naar zijn parochie en vroeg hoe hij het moest aanpakken. Hij vroeg ook raad bij MaleSurvivor, een organisatie die bekend was met dergelijke zaken en hierbij informatie gaf en steun bood. Hij diende een formele klacht in, wat goed voelde. Hij vertelde ook dat hij een hechtere, opener relatie met zijn familie wilde en oefende in een rollenspel met een gesprek met een van zijn broers. Hij ging hier echter niet verder mee door.

Op zijn werk bleef het goed gaan. Mark zorgde niet langer voor problemen, en het feit dat Victor voor zichzelf was opgekomen leidde zelfs tot bijval: andere collega's lieten hun afkeuring van Mark blijken. Het voelde veel veiliger. Een collega vroeg Victor of hij met hem wilde lunchen. Hij was nerveus, maar stemde in. Het was een beetje vreemd, maar het ging best goed. Hij begon sommige collega's aardig te vinden, en nu hij zijn defensieve houding liet varen, reageerden ze positief op hem.

Aan het einde van de behandeling bespraken ze Victors sociale leven. De therapeut vroeg zich hardop af of het nu misschien veilig was om het risico te nemen om nieuwe sociale relaties aan te gaan? Hij had op zijn werk immers een veilige plek gecreëerd en was in staat boosheid te gebruiken als reactie op onenigheden en om relaties aan te gaan. De regels van sociaal functioneren zijn vager dan de taakomschrijvingen op het werk, maar Victor snapte het principe. Hij zag het ook als een toekomstig doel. Toen de therapie na 14 sessies eindigde, voelde hij zich steeds meer op zijn gemak bij zijn collega's, maar durfde hij nog geen romantische relatie aan. Zijn CAPS-score was gedaald naar 24, en hij voldeed niet langer aan de formele criteria van PTSS; zijn Ham-D-score was gedaald naar 8, wat duidde op remissie. Er waren geen symptomen meer die wezen op een borderline-persoonlijkheidsstoornis. Hij had zichzelf niet meer gesneden. Hij had het gevoel dat het leven de moeite waard was en had hoop voor de toekomst.

Victor liet na zes maanden niets van zich horen, maar aan het einde van het jaar kreeg de therapeut een lange brief. Hij schreef dat alles goed ging; hij voelde zich goed, veiliger en zekerder van zichzelf. Hij was nog een beetje angstig, maar niet langer gevoelloos of depressief zoals vroeger. Hij had om promotie gevraagd en deze gekregen en kon goed opschieten met andere mensen op het werk. Mark was tot grote opluchting van iedereen naar een andere afdeling overgeplaatst. Victor had zijn moeder en broers over zijn leven verteld en ook over het misbruik. Deze keer geloofden ze hem, wat hem veel voldoening gaf. Van de kerk had hij niets terug gehoord. Hij had wat afspraakjes gehad, maar had het gevoel dat hij daar nog aan moest werken en vroeg om een verwijzing voor verdere psychotherapie.

Patiënten die in hun kindertijd herhaaldelijk zijn getraumatiseerd, presenteren zich vaak op deze manier: murw, verslagen, passief en niet in contact met hun emoties. Maar als de therapeut hem in contact kan brengen met zijn emotionele leven en de interpersoonlijke betekenis ervan, is er een enorme groei mogelijk in het interpersoonlijk functioneren, Victor, die nooit eerder in therapie was geweest, was op veel manieren een modelpatiënt: gemotiveerd, ondanks zijn angstige terughoudendheid, en vastbesloten, ondanks zijn chronische symptomen en de verschraling van zijn sociale leven. Binnen de tijdslimiet van 14 weken haalde hij het meeste uit zijn kortdurende behandeling.

Het patroon van Victors trauma's was duidelijk, maar de behandeling ging niet in op het vertellen of herbeleven ervan, of het onder ogen zien van de triggers. IPT focuste op het interpersoonlijk functioneren. Toen Victor aan het einde van de behandeling probeerde de confrontatie met de priester aan te gaan, was dat op zijn initiatief. Het vloeide op natuurlijke wijze voort uit de confrontatie met Mark. De therapeut had deze casus ook kunnen formuleren als een rolverandering, waarbij de overgang zou ingaan op het herstel na jarenlang misbruik. Er was een voorkeur voor het format interpersoonlijk conflict door de grensoverschrijdingen die Victor op zijn werk moest doorstaan.

Victor was een patiënt in het onderzoek, en de behandeling moest na 14 weken stoppen. Hij was op dat moment bijna in remissie (technisch gezien begint remissie bij een CAPS-score van 20; maar hij voldeed niet langer aan de *DSM-IV*-criteria van PTSS of van een stemmingsstoornis). Desalniettemin vond hij op dat moment een nieuw evenwicht en zette hij nieuwe positieve stappen in zijn leven. Als er geen onderzoeksprotocol was geweest, had voortgang of onderhouds-IPT nuttig kunnen zijn. Toen Victor een jaar later een brief schreef, zorgde de therapeut voor een verwijzing.

IPT bij PTSS – eindfase en onderhoud

© Bohn Stafleu van Loghum is een imprint van Springer Media B.V., onderdeel van Springer Nature 2021
J. C. Markowitz, *Interpersoonlijke psychotherapie bij posttraumatische stressstoornis*,
https://doi.org/10.1007/978-90-368-2559-7_9

9.1 Afsluiting

De therapeut moet in sessie 10 of 11 van de 14 (bij meer sessies zou het later kunnen: ongeveer 4 sessies voor de laatste sessie) het einde van de therapie aankondigen, hoewel het bij instabielere patiënten nuttig kan zijn om dit al eerder te doen. Patiënten weten vanaf het begin dat de therapie kortdurend is, dus verdragen ze het naderende einde meestal goed. Als ze zich beter voelen, willen ze wellicht ook niet verder gaan. Als IPT niet binnen 14 weken heeft geholpen, is het misschien tijd om een andere behandeling te zoeken die beter aansluit.

De taken van de afsluiting zijn:
- bestendiging van de therapieopbrengst door:
- versterking van het gevoel van competentie als de therapie afgelopen is;
- emotionele erkenning van het einde van de behandeling;
- besluiten wat de volgende stappen worden.

▪ Bestendiging van de opbrengst

De therapeut helpt de patiënt om de therapie met een gevoel van competentie en vertrouwen af te ronden. Dit gebeurt door te bespreken wat de therapie de patiënt heeft opgebracht en te benadrukken dat dit de verdienste van de patiënt is. In IPT heeft de patiënt een centrale rol doordat veel van wat er tijdens de therapie besproken wordt in het leven daarbuiten zijn beslag krijgt. De therapeut was misschien een goede coach, maar de patiënt heeft het zware werk verricht en verdient alle eer voor het positieve resultaat.

Het helpt vaak om te vragen: 'Hoe komt het dat jij je beter voelt?' Dit leidt tot de evaluatie van de cruciale stappen die de patiënt heeft gezet. Bij IPT is dit meestal:
- van gevoelloze onthechting en dissociatie naar het aandurven van emotioneel bewustzijn;
- het besef dat gevoelens normaal, valide en betekenisvol zijn, vooral negatieve gevoelens als boosheid, verdriet en angst;
- het riskeren van een confrontatie bij het uiten van deze gevoelens (meestal na een aantal rollenspellen);
- nieuwe interpersoonlijke vaardigheden (voor jezelf opkomen, boosheid uiten, om excuses vragen);
- belangrijke momenten: zoals bij Martina, die de confrontatie met Jamie aanging; bij Leonard, die zijn verdriet deelde met Rose; bij Alicia, die met David sprak; en bij Victor, die Mark confronteerde met zijn gedrag;
- een (misschien nog wankel) sterker gevoel van identiteit – veerkrachtig, een overlever, meer controle over de omgeving – als de patiënt de regie over zijn leven neemt en de symptomen afnemen.

Door de voorgaande punten te bespreken treedt bekrachtiging op van interpersoonlijke veranderingen en vaardigheden. Al deze bewegingen brachten bij de patiënt waarschijnlijk een sterker gevoel van competentie en zelfstandigheid teweeg: door het internaliseren van de IPT-benadering heeft de patiënt misschien geen behandeling meer nodig om goed te blijven functioneren en zich goed te voelen. De therapeut moet ervoor zorgen dat de patiënt zijn prestaties op zijn eigen conto schrijft.

De patiënt moet er ook aan herinnerd worden dat de therapie geslaagd is en dat hij de regie over het leven heeft genomen in een periode van grote nood en enorme kwetsbaarheid. Succeservaringen zijn een belangrijke non-specifieke factor bij het effect van de therapie (zie ▶ H. 4).

- **Emotionele erkenning van het einde van de behandeling**

Bij het aankondigen van de afsluiting zegt de therapeut vaak iets als: 'Waarschijnlijk heb je bepaalde gevoelens bij het afsluiten van de behandeling en daar zou ik graag iets over horen.' Patiënten zullen dit in verschillende mate vertellen. Afsluiting wordt als een bitterzoet moment gezien – 'Het is verdrietig om een goed team op te heffen' – maar ook als het slagen van de behandeling. Verdriet is immers een sociaal signaal dat aangeeft dat de scheiding en het einde van de therapeutische relatie in zicht zijn. Dit verdriet kan op vruchtbare wijze worden afgezet tegen de rouw die geassocieerd werd met het trauma dat aan PTSS voorafging of met (indien van toepassing) de depressie.

Het is prima om de patiënt te vertellen dat je het fijn vond om met hem te werken, zolang een dergelijke zelfonthulling niet wordt gebruikt om de gevoelens weg te drukken die de patiënt over het afscheid heeft. Het is het beste om deze eerst uit te vragen.

- **Volgende stappen**

Zelfs sommige sterk verbeterde patiënten kunnen zich tegen het einde van de behandeling onzeker voelen. Therapeut en patiënt bespreken de risico's op terugval in symptomen en kijken naar manieren om met toekomstige uitdagingen om te gaan. De patiënt moet de behandeling zo optimaal mogelijk verlaten. Hij heeft een hernieuwd besef van wat het doorgemaakte trauma voor impact op hem heeft gehad, de interpersoonlijke gevolgen ervan en de inzichten en handvatten om het interpersoonlijke functioneren verder te verbeteren.

De afsluiting is een moment om naar mogelijke toekomstige problemen te kijken en interpersoonlijke copingstrategieën te bespreken die de patiënt daarbij kan gebruiken.

Als de PTSS echt is verbeterd, is de prognose misschien zelfs beter dan bij depressie (Judd et al. 1998), die kan terugkeren als er geen onderhoudsbehandeling volgt (Frank et al. 1990). Als de PTSS-symptomen verbeterd zijn blijft dit meestal zo, tenzij de patiënt wordt geconfronteerd met een nieuw trauma. Patiënten die weten hoe ze moeten omgaan met interpersoonlijke stressoren (via het mobiliseren van sociale steun, het uiten van gevoelens en het krijgen van erkenning) hebben minder kans op terugval. Sommige patiënten hebben baat bij een verschuiving van de focus naar comorbide stoornissen of een verwijzing daarvoor naar een andere therapeut.

Patiënten die tijdens de 14 weken van IPT bij PTSS geen of minimale verbetering vertonen en verdere behandeling nodig hebben, dienen op passende wijze te worden verwezen. Voor patiënten die niet reageren op IPT kan dit farmacotherapie zijn met serotonineheropnameremmers (SSRI's) en psychotherapie als prolonged exposure, EMDR of een andere evidence-based behandeling. In ons gerandomiseerde onderzoek gaven we non-respondenten na 14 weken een keuze tussen een van de andere therapieën uit het onderzoek (IPT, prolonged exposure of relaxatietherapie), medicatie of een combinatie hiervan. Veel patiënten reageerden goed op deze tweede behandeling.

Als patiënten met PTSS (of een andere diagnose) niet verbeteren, moet hun worden uitgelegd dat dit niet aan hen ligt, maar aan de *behandeling*: er is geen behandeling die voor iedereen werkt, en er zijn andere die misschien beter werken. De behandeling is te vergelijken met een mislukte farmacotherapie: geef de behandeling de schuld, niet de patiënt, en zoek een therapie die misschien beter werkt. De patiënt dient te worden geholpen om de resultaten te erkennen die hij wel heeft behaald, zodat hij niet gedemoraliseerd raakt en niet stopt met zoeken naar een behandeling die wel zou kunnen helpen.

Bij IPT kan dit worden gedaan door de interpersoonlijke vooruitgang te bespreken die wellicht aanzienlijk is geweest: hoe heeft de patiënt geleerd om anders om te gaan met relaties? Welke vaardigheden heeft hij gebruikt bij mensen tegenover wie hij hiervoor afstandelijk was? De patiënt die op dit gebied vooruitgang heeft geboekt, is zijn deel van de IPT-afspraak nagekomen: dit is wat we hadden gevraagd. De symptomen hadden hierdoor moeten verminderen. Als dat niet het geval is, dan (1) heeft de patiënt in ieder geval enige interpersoonlijke vaardigheden ontwikkeld, en dat is goed; en dan (2) is het duidelijk dat het niet de patiënt, maar de therapie zelf is die zijn belofte niet is nagekomen.

Het is verstandig om een patiënt die de behandeling afsluit te vragen om in de toekomst contact op te nemen als dat nodig is. Dit ligt in het verlengde van de behandeling door de huisarts: 'Nu je je beter voelt, kun je naar huis; als je je weer ziek voelt, kom dan alsjeblieft terug.' Deze houding vloeit voort uit de IPT-boodschap dat een ziekte behandelbaar is en niet de fout is van de patiënt. Je kunt ook vragen of de patiënt, als het niet te veel gevraagd is, over 6, 9 of 12 maanden contact met je op wil nemen om te laten weten hoe het gaat. De meeste patiënten doen dat graag. Dit geeft een gevoel van continuïteit, ook als de behandeling formeel beëindigd is. Het toont de blijvende interesse van de therapeut voor het welbevinden van de patiënt.

9.2 Onderhoudsbehandeling

Verschillende onderzoeken aan de universiteit van Pittsburgh hebben aangetoond dat een onderhouds-IPT, bijvoorbeeld maandelijks, patiënten kan beschermen tegen terugval of zelfs tegen een recidiverende depressieve stoornis (bijv. Frank et al. 1990; Frank et al. 2007, Reynolds et al. 1999). Sommige patiënten met acute depressie hebben veel baat bij IPT en blijven door hun geschiedenis van meerdere voorgaande episodes of door veel restsymptomen een groot risico lopen op recidive. Ze zijn bijvoorbeeld door de behandeling verbeterd op de Hamilton Depression Rating Scale, met een score van 29 naar 14, maar 14 blijft een score op de rand van een depressie. Voor dergelijke patiënten is een onderhoudsbehandeling klinisch gezien logisch, en het onderzoek heeft dit bevestigd. Bij dergelijke patiënten wordt de acute behandelfase afgesloten en een nieuw contract opgesteld voor de voortgang van de IPT of een onderhouds-IPT, bijvoorbeeld maandelijkse sessies gedurende drie jaar of twee sessies per maand voor de duur van twee jaar.

En vervolgbehandeling bij PTSS? In ons onderzoek zijn veel patiënten met PTSS vooruitgegaan. En toch zijn er ook veel personen die baat zouden hebben gehad bij een onderhouds-IPT. Bij de meeste patiënten met chronische PTSS die een bewezen effectieve behandeling ondergaan, is de aandoening niet in remissie, en zij zouden baat hebben bij een vervolgbehandeling. Ons onderzoek probeerde vast te stellen of IPT acuut werkt, een noodzakelijke eerste stap die voorafgaat aan het overwegen van een langetermijnbehandeling. Nu we een eerste positief antwoord hebben, zou het goed zijn om te weten of een onderhouds-IPT werkt. Omdat er geen data zijn, weten we dat nog niet. Op dit moment financiert het National Institute of Mental Health geen dure trials voor onderhoudsbehandeling, dus krijgen we in de nabije toekomst waarschijnlijk ook geen antwoord.

In de klinische praktijk is het intuïtief gezien logisch dat een patiënt met PTSS die door IPT verbeterd is maar nog altijd symptomen heeft, doorgaat met de behandeling bij een therapeut die hij is gaan vertrouwen. Hiertoe dient de therapeut de acute behandeling eerst af te sluiten en een nieuw schema op te stellen waarin de voorkeuren van de patiënt zijn opgenomen. Hoe frequent wil de patiënt afspreken? Hoe lang nog? En wat zijn de doelen? Bij een onderhouds-IPT kan er flexibel van probleemgebied worden gewisseld om nieuwe interpersoonlijke problemen te behandelen. Deze onderhoudsbenadering heeft in mijn privépraktijk goed gewerkt bij patiënten die baat hadden bij acute IPT.

Moeilijke situaties en bijzondere omstandigheden

© Bohn Stafleu van Loghum is een imprint van Springer Media B.V., onderdeel van Springer Nature 2021
J. C. Markowitz, *Interpersoonlijke psychotherapie bij posttraumatische stressstoornis*,
https://doi.org/10.1007/978-90-368-2559-7_10

De man die vandaag in een vlaag van melancholie zichzelf doodt, zou hebben willen leven als hij een week had gewacht.

Voltaire, *Filosofisch woordenboek*

Patiënten met PTSS lopen, net als veel andere mensen met een psychiatrische diagnose, klinische risico's. De therapeut moet deze altijd in het achterhoofd houden en ze minimaliseren. In ons onderzoek werden ze enigszins geminimaliseerd door de uitsluitings- criteria (bijvoorbeeld middelenafhankelijkheid), door frequente beoordeling van de symptomen en het stimuleren van patiënten om te spreken over crises.

10.1 Gevaren

■ **Suïcide**

Patiënten met PTSS, vooral met een comorbide depressie, lopen het risico op klini- sche verslechtering met suïcide als slechtste uitkomst. Velen van hen hebben op zijn minst passieve suïcidale gedachten gehad, het gevoel dat het leven te pijnlijk is en niet of nauwelijks de moeite waard. Geen van de 14 patiënten in onze open pilot-trial (Bleiberg en Markowitz 2005) en een van de 40 IPT-patiënten in onze RCT (Markowitz et al. 2015) heeft een suïcidepoging gedaan. Om het risico vast te stellen moeten suïci- dale gedachten vanaf de intake zorgvuldig worden onderzocht: heeft de patiënt eerdere pogingen ondernomen? Heeft hij een plan gemaakt om zichzelf te beschadigen? Een testament geschreven? Wij vroegen de therapeuten en beoordelaars in ons onderzoek om alert te blijven op het suïciderisico. We beoordeelden het bij onze metingen, vroe- gen het behandelteam om alle suïciderisico's te rapporteren en bespraken de casussen in de supervisies. De enkele patiënten die een verergering van suïcidale ideaties rap- porteerden, kregen aanvullende beoordelingen om hun veiligheid te verzekeren.

Patiënten voelen zich vaak suïcidaal doordat de hoge lijdensdruk ondraaglijk wordt en doordat ze geen verlichting van deze pijn in de toekomst verwachten. De IPT- benadering bij suïcide is:

- het herkennen van suïcidaliteit als een behandelbaar symptoom van PTSS (en depressie) dat de patiënt moet overleven; als de patiënt zich beter voelt, wordt het suïciderisico waarschijnlijk minder;
- zorgen dat de therapeut bereikbaar is;
- het onderwerp monitoren en niet uit de weg gaan;
- veiligheid maximaliseren.

Een therapeut kan bijvoorbeeld zeggen:

» 'Ik weet dat je veel pijn hebt en dat je geen uitweg ziet, maar er is een goede kans dat je beter zult worden, dat je PTSS zult overwinnen, zelfs al kun je je dat nu niet goed voorstellen. En *zodra jij je beter voelt, wil je leven. Je moet lang genoeg blijven leven om je beter te gaan voelen*.'

De therapeut moet afspraken maken over onvoorziene omstandigheden: wat te doen als de patiënt minder controle begint te ervaren en de kans bestaat dat hij zichzelf iets aan- doet. Dat kan sociale steun zijn die de patiënt kan mobiliseren om over deze pijnlijke gevoelens te praten. Ook kan de therapeut zichzelf beschikbaar stellen voor het geval de patiënt meer tijd en contact nodig heeft. De patiënt moet eraan worden herinnerd dat het veel beter is om naar een crisiscentrum te gaan dan een suïcidepoging te doen.

Als de patiënt suïcidale plannen heeft, moet hij of zij geen toegang hebben tot zelf-destructieve middelen: de pillenvoorraad weggooien met toezicht van familie, vuurwa-pens uit huis halen et cetera.

Als het suïciderisico is beoordeeld, moet het als een psychiatrisch symptoom wor-den gelabeld dat waarschijnlijk zal afnemen als het syndroom verbetert. Het medische model van IPT geeft een nuttige verklaring, en de steun en zorgzame houding van de therapeut (opnieuw: 'Jij moet lang genoeg leven om beter te worden: daarna wil je jezelf niet langer beschadigen.') zullen voor de meeste patiënten een bescherming zijn. Verergering of nieuwe suïcidale gedachten moeten binnen een interpersoonlijke context worden onderzocht: is er onlangs iets gebeurd dat grotere dysforie en suïcidale symptomen heeft uitgelokt?

In een onderzoek leidt suïciderisico tot frequenter monitoren van symptomen. Een patiënt bij wie het suïciderisico toeneemt, kan uit het formele behandelprotocol worden gehaald en intensiever worden behandeld. De therapie kan dan doorgaan (de therapeut moet een patiënt in crisis niet in de steek laten), maar mogelijk moet die met een andere behandelvorm worden aangevuld, zoals medicatie of relatietherapie. In de klinische praktijk is het doel niet het testen van de werkzaamheid van IPT, maar ervoor zorgen dat de patiënt beter wordt en niet doodgaat. Daarom moet de therapeut niet bang zijn om aanvullende interventies in te zetten, zo nodig de intensiefste vorm van psychiatrische behandeling.

Het enige voorbehoud is dat een therapeut suïcidaliteit moet herkennen als deel van de psychopathologie en niet moet stoppen met enkelvoudige IPT omdat de pati-ent zijn suïcidaliteit rapporteert. Een therapeut die voortijdig terugschrikt en in paniek raakt door de symptomen van de patiënt, zal niet betrouwbaar overkomen. Zo zijn therapeutische evenwichtigheid (*poise*, Greenacre 1957) en het klinisch oordeel belangrijk bij het beslissen of en wanneer het behandelbeleid moet worden veranderd. Het vermengen van therapeutische elementen tot een eclectische brij kan de patiënt zelfs verwarren en ontmoedigen, doordat de therapeutische benadering vaag wordt (Markowitz en Milrod 2015; zie ▶ H. 11).

In de klinische praktijk is IPT steunend, stimulerend en werkzaam. Deze facto-ren spelen waarschijnlijk een belangrijke rol bij het afwenden van suïcidepogingen bij risicopatiënten. Voorbeelden van effectieve therapeutische elementen: niet de patiënt maar de stoornis de schuld geven; het erkennen van het lijden van de patiënt; en het aannemen van een betrokken, kalme, klinische, realistische en optimistische houding.

■ **Geweld**

Depressie is de afgelopen decennia het belangrijkste diagnostische doel van IPT geweest, een diagnose die sterk verbonden is met suïcide maar veel minder met schade aan anderen. Bij PTSS kunnen sommige patiënten de controle verliezen over de opge-kropte, gewelddadige impulsen en een risico vormen voor anderen (bijv. McFall et al. 1999; Fehon et al. 2005).

De therapeutische benadering bij het voorkomen van geweld tegen anderen lijkt op die bij geweld tegen zichzelf. Net als suïciderisico moet het frequent worden gemo-nitord als het slechtst mogelijke resultaat. De therapeut moet factoren uitsluiten die eraan bijdragen, zoals alcohol of drugs, die ontremmend kunnen werken (Wilkinson et al. 2015), en traumatische hersenbeschadiging (Stein et al. 2015) of andere medische oorzaken voor impulsiviteit. Als ze wel aanwezig zijn, moet de therapeut het effect daarvan proberen te matigen. Net als bij suïcide moeten therapeut en patiënt hun best doen om te voorkomen dat het symptoom zich voordoet, door bijvoorbeeld de toegang tot wapens te verhinderen.

De meeste PTSS-patiënten zijn bang voor hun eigen potentiële gewelddadigheid en reageren goed op therapeutische steun ('Bel me alsjeblieft als je bang bent dat je je zelfbeheersing verliest'). Alleen al het feit dat de therapeut zichzelf beschikbaar stelt, kan net als bij suïcide vaak geruststelling geven, met als gevolg dat er niet gebeld wordt en er geen gevaarlijke situaties optreden. Therapeut en patiënt moeten ook onvoorziene omstandigheden bespreken, zoals naar het crisiscentrum gaan als dat nodig is ('Wat kun jij bijvoorbeeld doen als je het gevoel krijgt dat je haar pijn wilt doen?').

Sommige patiënten kunnen dreigend overkomen en een risico vormen – dat is waarom ze zo wanhopig op zoek zijn naar behandeling. Jouw klinisch oordeel is in dergelijke situaties cruciaal. Een veteraan die aangeeft dat hij thuis wapens heeft of die een mes bij zich heeft om zichzelf te verdedigen, kan zich niet alleen erg angstig voelen maar ook jou angstig maken. Dit kan het best rechtstreeks worden benoemd. Als de patiënt dreigend overkomt of wanneer jij je bedreigd voelt, moet je het risico inschatten dat dit een echt gevaarlijke situatie is. Je wilt niet overreageren op de angsten van de patiënt (en deze zo vergroten), maar je kunt ze niet negeren. Het is moeilijk om optimaal therapie te geven als jij je zorgen maakt over je eigen veiligheid.

Bespreek en bepaal het affect van de patiënt: 'Hoe voelt het voor jou om hierheen te komen?' 'Als jij je bang of onveilig voelt, welke opties hebben we dan om deze sessies veiliger te maken?'

Het erkennen van de emotie en het doeltreffend behandelen ervan kalmeren de patiënt en waarschijnlijk ook jouzelf. Als een dreigende patiënt binnenkomt, kun je bespreken hoe jullie gaan zitten: wil hij het dichtst bij de deur zitten of in een positie dat hij de deur kan zien? Wil de patiënt misschien dat je de deur op een kier houdt?

Ik heb sessies gehad met patiënten die messen droegen: ik voelde me onder die omstandigheden niet bepaald op mijn gemak, maar ik had er redelijk vertrouwen in dat hij het wapen alleen droeg om zichzelf te verdedigen en niet omdat hij het wilde gebruiken. We bespraken het onderwerp, versterkten zo de therapeutische relatie, en de patiënt had de volgende sessie geen mes meer bij zich. Als therapeut moet je beoordelen in hoeverre je op je gemak bent: je kunt niet effectief therapie geven als je te bang voor je eigen veiligheid bent.

In bepaalde risicovolle situaties, zoals wanneer een patiënt aangeeft dat hij zijn zelfbeheersing dreigt te verliezen en een ander iets wil aandoen, gaat 'de meldingsplicht' in of de 'plicht tot bescherming' (Johnson et al. 2014). Dit is een van de zeer zeldzame omstandigheden waarin onze wettelijke verplichtingen boven de vertrouwelijkheid gaan: als de therapeut de patiënt er niet toe kan bewegen om het mogelijke slachtoffer te waarschuwen, moet de therapeut dit melden bij de politie. Het is een wettelijke verplichting om deze potentiële vertrouwensbreuk aan het begin van elke behandeling te bespreken. Gelukkig is het gewoonlijk niet nodig om ertoe over te gaan. Ook hier moet je afgaan op je klinisch oordeel. In ons onderzoek werden patiënten met het grootste risico op geweld uitgesloten en waren er geen gewelddadige patiënten met chronische PTSS. Ze liepen juist eerder het risico zelf slachtoffer te worden van geweld.

De bezorgdheid over eventueel geweld mag de IPT-focus op het valideren en uiten van gevoelens niet in de weg staan. Patiënten kunnen het *gevoel* hebben dat ze iemand willen slaan of vermoorden. Zolang ze dat gevoel niet omzetten in daden is dat geen misdaad. De onderliggende woede kan aan de orde worden gesteld, genormaliseerd en hopelijk gekanaliseerd in een sociaal gepastere uiting, die het risico op geweld kan verminderen.

10.2 Comorbiditeit

PTSS treedt vaak samen met andere, comorbide stoornissen op. De meest voorkomende psychiatrisch-diagnostische gevolgen van trauma zijn PTSS, depressie en middelenmisbruik, en patiënten kunnen een combinatie van deze drie aandoeningen hebben. Daarnaast kan er sprake zijn van angststoornissen, persoonlijkheidsstoornissen en andere psychiatrische en lichamelijke aandoeningen. Over het algemeen is PTSS zonder comorbiditeit meestal gemakkelijker te behandelen dan PTSS met comorbiditeit.

De eerste stap om met comorbiditeit om te gaan, is deze vast te stellen door middel van uitgebreide diagnostiek voor de officiële start van IPT. Doordat in ons onderzoek patiënten met bepaalde vormen van psychiatrische en medische comorbiditeit waren uitgesloten, hebben we geen data over de invloed van deze aandoeningen op het beloop van IPT bij PTSS.

IPT werd in eerste instantie getoetst als een behandeling voor een depressieve stoornis. Een comorbide depressie is dus zeker geen contra-indicatie om patiënten met beide aandoeningen te behandelen. In ons onderzoek bleken patiënten met een comorbide depressie meer baat te hebben bij IPT dan bij prolonged exposure, waar ze eerder uitvielen. Aan de andere kant reageerden patiënten met een comorbide depressie in alle drie de behandelingen minder goed dan de patiënten die niet voldeden aan de criteria voor een depressieve stoornis (Markowitz et al. 2015).

IPT is meestal niet effectief bij ernstig middelenmisbruik (bijv. Carroll et al. 1991; Brache 2012), hoewel zij wel kan werken in combinatie met behandeling voor middelenmisbruik (Johnson en Zlotnick 2012). Patiënten kunnen aangeven dat middelenmisbruik kortstondige symptoomverlichting geeft of een andere oorzaak biedt voor hun dysforie. Meestal echter verslechtert het hun klinische toestand en verergert het uiteindelijk angst en depressie. Vaak neemt ook het risico op impulsief en destructief gedrag toe. Sommige patiënten met mild tot matig middelenmisbruik verminderen op verzoek van de therapeut hun middelenmisbruik, omdat zij dan optimaal baat kunnen hebben bij de psychotherapie. Anderen hebben een verwijzing nodig naar de verslavingszorg.

Veel patiënten met chronische PTSS rapporteren paranoïde ideeën. Wantrouwen jegens mensen en de omgeving maakt deel uit van de structuur van PTSS. In ons onderzoek hadden patiënten met een paranoïde-persoonlijkheidsstoornis deze diagnose aan het einde van de behandeling niet langer. Deze diagnose dient dan ook met zorgvuldigheid gesteld te worden (Markowitz et al. 2015a; zie ▶ H. 1 en 6). Aan de andere kant kunnen patiënten met PTSS en paranoïde wanen antipsychotische medicatie nodig hebben. IPT zelf kan een psychose niet behandelen, maar het medische model maakt IPT compatibel met farmacotherapie. Als je een psychotische patiënt met IPT wilt behandelen, ga je de grenzen van het IPT-onderzoek te buiten. In mijn klinische praktijk heb ik dat soms gedaan, en ik heb het idee dat deze patiënten IPT meestal begrijpelijk en nuttig vonden. We zijn daarbij echter veel langzamer te werk gegaan dan bij reguliere IPT en gebruikten meestal geen tijdslimiet. Patiënten met schizofrenie hebben vaak trauma's en PTSS. We hebben veel van deze patiënten van ons onderzoeksprotocol uitgesloten (Amsel et al. 2012). Iemand met een comorbide bipolaire stoornis heeft eveneens farmacotherapie nodig (Frank et al. 2005).

Een belangrijk aspect van comorbiditeit is het mogelijk ontmoedigende effect op de therapeut. Het is veel gemakkelijker om iemand met 'pure' PTSS te behandelen dan een patiënt met een reeks diagnoses. Toch wijzen onze bevindingen erop dat het aantal DSM-diagnoses de therapeut niet hoeft te ontmoedigen. Meer symptomen betekent meer ruimte voor verbetering. Uit onze onderzoeksresultaten blijkt dat veel patiënten die behandeld werden voor PTSS, ook verbetering vertoonden in andere diagnostische domeinen (Markowitz et al. 2015a).

10.3 Hertraumatisering

Mensen met PTSS hebben per definitie een trauma ondergaan en vaak was dit een interpersoonlijk trauma. Sommige mensen hadden al voor deze gebeurtenissen problemen met assertiviteit, het uiten van boosheid of het aangaan van confrontaties. In elk geval tasten de PTSS-symptomen de interacties aan en maken het voor de patiënt moeilijk zichzelf te beschermen. Dit verhoogt het risico opnieuw slachtoffer te worden, wat de problematische relatiepatronen weer versterkt. Patiënten kunnen momenteel in interpersoonlijke omstandigheden verkeren die uiteenlopen van mishandeling of seksueel of emotioneel misbruik in relaties, tot subtielere maar nog altijd destructieve patronen, waarbij de patiënt zich hulpeloos gevangen voelt in een cyclus van hertraumatisering.

Bij veel onderzoek naar exposuretherapieën werden patiënten uitgesloten die op dat moment in een relatie met mishandeling of misbruik zaten. Vanuit het IPT-perspectief is het echter van wezenlijk belang dergelijke patiënten te helpen de destructieve interactie te herkennen. Verder dient de patiënt een interpersoonlijk conflict anders aan te gaan of eraan te ontsnappen, wat leidt tot een rolverandering. Het is van wezenlijk belang om hem niet de schuld te geven: mensen met PTSS voelen zich hulpeloos en gevangen in de interpersoonlijke omstandigheden. Hierbij kan IPT de sleutel zijn naar veiligheid en beter functioneren. Deze patiënten moeten niet gezien worden als masochisten of losers, ook niet als ze zichzelf wel zo beschrijven.

Bij het uitvragen van de voorgeschiedenis en de interpersoonlijke inventarisatie, moet de IPT-therapeut op zoek gaan naar patronen van interactie met anderen waaruit een slechte aanpassing aan de situatie of hertraumatisering blijkt. Het risico op hernieuwd slachtofferschap kan zich bovendien aandienen gedurende de IPT-behandeling. Een situatie waarbij de patiënt opnieuw slachtoffer wordt, geeft zowel hemzelf als de therapeut de kans om op problemen te anticiperen en alternatieven voor het disfunctionele patroon te exploreren. Deze kunnen in rollenspellen worden geoefend en hopelijk tot betere resultaten leiden, die de patiënt een sterker gevoel van controle geven over de symptomen en over zijn leven in het algemeen.

10.4 Andere praktische problemen

Patiënten die door eerdere therapeuten zijn misbruikt, zullen nog meer moeite hebben om jou te vertrouwen dan andere patiënten met PTSS. Het uitvragen van eerdere therapieën is altijd een belangrijk aspect van de intake. Het geeft belangrijke achtergrondinformatie over de relatie van de patiënt met eerdere therapeuten en artsen en over de verwachtingen ten aanzien van de huidige behandeling. Als de patiënt het moeilijk vindt om jou als therapeut te vertrouwen, kun je dit erkennen als een interpersoonlijk probleem dat verband houdt met PTSS (wat dus geen interpretatie is van de tegenoverdracht) en opmerken dat het probleem gedurende de behandeling waarschijnlijk minder wordt. Je kunt de patiënt ook stimuleren om ieder gevoel van ongemak over de therapeutische situatie te benoemen. Het uiten van behoeften en wensen wordt in IPT aangemoedigd:

» 'Als jij je tijdens de sessies ongemakkelijk voelt, of als je het gevoel hebt dat ik iets doe wat angst oproept of je ergert, vertel het me dan. Ik zal niet beledigd zijn. Het is het soort interpersoonlijk probleem dat vaak verband houdt met PTSS en precies het soort dingen waar we hier over gaan praten.'

Je moet je uiteraard aan deze afspraak houden, niet beledigd zijn en elk probleem exploreren dat de patiënt inbrengt. Voor een angstige en geïntimideerde patiënt vereist het moed om de confrontatie met een therapeut aan te gaan. De therapeut moet dit dus respecteren, luisteren naar de patiënt en excuses maken als hij fout zit.

Als de patiënt vertelt over seksueel of ander misbruik door eerdere therapeuten, moet de therapeut (1) bespreken wat er is gebeurd (als de patiënt zich genoeg op zijn of haar gemak voelt om dit te bespreken), (2) afkeuring tonen, (3) benadrukken dat dit in de huidige therapie niet zal gebeuren en dat de patiënt zich vrij moet voelen om alles te vertellen wat zijn of haar wantrouwen of angstniveau verhoogt. Je kunt ook vragen welke basisregels het voor de patiënt gemakkelijker maken om in therapie te gaan.

In dit speciale geval, waarin de therapie op zich een trigger vormt voor de patiënt, kan enige blootstelling aan traumaherinneringen onvermijdelijk zijn. Zelfs hier is echter het doel: het aanspreken van het huidige functioneren en niet het gedetailleerd bespreken van het verleden of het systematisch blootstellen aan traumatische triggers.

10.5 Telefonisch contact

IPT-therapeuten willen dat hun patiënten het gevoel hebben dat ze bereikbaar zijn en betrouwbare hulp bieden in noodgevallen of bij acute problemen. Patiënten voelen zich gerustgesteld als therapeuten snel op hun berichten reageren. Deze bereikbaarheid vermindert vaak het aantal daadwerkelijke telefoontjes. Aan de andere kant moeten deze telefoongesprekken geen volledige sessies worden en dient de lengte ervan beperkt te worden.

Als de patiënt in nood belt:

1. probeer dan zo snel mogelijk terug te bellen (verontschuldig je voor enige vertraging). Luister met empathie, maar probeer het gesprek tot enkele minuten te beperken. Valideer de gevoelens van de patiënt zoals je dat in een sessie zou doen, en probeer hem te kalmeren;
2. verzeker je dan van de veiligheid van de patiënt: vormt hij een bedreiging voor zichzelf of anderen of overweegt hij een impulsieve daad? Stimuleer hem om langs te komen voor een beoordeling of zo nodig naar een crisiscentrum te gaan. Als je de patiënt naar een ziekenhuis stuurt, maak dan duidelijk dat je hem of haar niet in de steek laat. Je zult contact hebben met de artsen daar en de patiënt erna zien, maar je probeert hem of haar nu te beschermen;
3. benadruk dan dat de reden voor het telefoongesprek – naar alle waarschijnlijkheid een recente levensgebeurtenis of een heftige emotie – precies iets is wat jullie in de volgende sessie kunnen bespreken. Bevestig de tijd van de sessie, of verplaats deze naar een eerder moment als dat klinisch gerechtvaardigd lijkt;
4. beëindig het gesprek dan met een bedankje voor het bellen: 'Het spijt me dat je het zo moeilijk hebt. Ik weet liever wel wat er met je aan de hand is dan niet.'

In ons onderzoek hebben we de therapeuten de hier genoemde telefonische instructies gegeven. Ze kregen in de loop van vijf jaar onderzoek zeer weinig telefoontjes, waaruit is op te maken dat de bereikbaarheid van de therapeut veel ernstig zieke patiënten met chronische PTSS geruststelt en dat dit aanbod niet tot veel telefoontjes hoeft te leiden.

10

Praktische zaken

© Bohn Stafleu van Loghum is een imprint van Springer Media B.V., onderdeel van Springer Nature 2021
J. C. Markowitz, *Interpersoonlijke psychotherapie bij posttraumatische stressstoornis*,
https://doi.org/10.1007/978-90-368-2559-7_11

> ❯ Dit hoofdstuk is een aanpassing van onze onderzoekshandleiding waarbij de paragrafen over de onafhankelijke beoordelaars en diverse onderzoeksproto-colprocedures zijn weggelaten. Veel van de andere onderwerpen zijn echter van toepassing op IPT bij PTSS in de klinische praktijk.

11.1 Voorschriften: dingen die je moet doen

Het doel van de behandeling is het uitvoeren van veertien sessies IPT in veertien weken. Onvermijdelijke vertraging door vakantie of andere afspraken kan er soms voor zorgen dat de behandeling een week of twee langer duurt, maar het doel is om de behandeling binnen het tijdbestek van veertien weken af te ronden. Een wekelijkse sessie helpt bij het waarborgen van de continuïteit wat betreft thematiek en het momentum van de therapie.

1. *Plan sessies vooruit*: spreek met je patiënt regelmatige tijden af. Hoe meer jij de patiënt een gevoel van veiligheid en regelmaat kunt geven, hoe beter. Als je van tevoren weet dat jij (of de patiënt) een onderbreking in de behandeling zult hebben, is het beter om dit van tevoren duidelijk in beeld te hebben.
2. *Opnameapparatuur*: in ons onderzoek namen we elke sessie op voor supervisie en om de getrouwheid aan de therapievorm te beoordelen. (In de klinische praktijk doe je dit minder snel, maar ik laat het in deze handleiding staan om aan te geven dat het mogelijk is.) Soms zijn therapeuten bang dat de patiënt bezwaar zal maken, maar we hebben gemerkt dat zelfs zeer wantrouwende mensen met PTSS instemden nadat ze op de hoogte waren gesteld van het doel ervan en de bescherming van de vertrouwelijkheid. Als je van plan bent om sessies op te nemen, moet je dit eerst bespreken en schriftelijke toestemming vragen.

   De opname van een sessie is veel accurater dan aantekeningen en kan van wezenlijk belang zijn voor IPT-supervisie. Een video-opname geeft nog meer informatie over getrouwheid aan de techniek. Plaats de opnameapparatuur dichtbij, en vergeet niet airconditioners en andere achtergrondgeluiden uit te zetten voor de verstaanbaarheid van de opname. Zet de apparatuur aan *voordat* de patiënt de kamer binnenkomt, en zet hem pas uit als de patiënt weer weg is.

Opnames worden in supervisie besproken, en onafhankelijke beoordelaars kunnen hiermee de getrouwheid aan de behandelvorm evalueren. Je kunt je patiënt geruststellen dat de opnames zich niet op hem richten maar op *jou*, de therapeut, en dat ze gewist worden nadat de beoordeling heeft plaatsgevonden.

3. *Geef de patiënt een IPT-hand-out (zie bijlage)*. Sommige patiënten vinden het nuttig informatie over de behandeling te hebben.
4. *Schrijf een voortgangsrapportage*: schrijf na elke sessie een kort verslag van de voortgang. In het onderzoek ontmoedigden we het maken van aantekeningen tijdens de sessie. Dit kan namelijk afleiden van het maken van oogcontact en van de directe interpersoonlijke interactie met de patiënt.
5. *Beoordelingen*: vertel de patiënt aan het begin van de behandeling dat je eens in de zoveel weken vragen zult stellen (en/of zelfrapportagevragenlijsten laat invullen) over het verloop van de behandeling. Jullie kunnen hier beiden baat bij hebben. Patiënten moeten op regelmatige momenten worden beoordeeld met instrumenten voor PTSS-klachten en, indien aanwezig, comorbide diagnoses als een depressieve

stoornis (zoals in ons onderzoek aan het New York State Psychiatric Institute door onafhankelijke beoordelaars gebeurde). Bij PTSS kun je gebruikmaken van de CAPS-5 (Weathers et al. 2013a) of de zelfrapportagelijst PCL-5 (Weathers et al. 2013) bij de voormetingen, halverwege (week 7), aan het einde van de acute behandelfase (week 14) en als de behandeling daarna wordt voortgezet. Voor depressie kan de Hamilton Depression Rating Scale (Hamilton 1960) of de Beck Depression Inventory-II (BDI-II; Beck et al. 1996) worden gebruikt.

11.2 Verboden: dingen die je niet moet doen

In ons onderzoek was het vooral van belang dat de therapeuten die IPT, prolonged exposure en relaxatietherapie gaven, uitsluitend die therapievorm gebruikten en van elkaar te onderscheiden waren. Daarom wezen we IPT-therapeuten erop om vast te houden aan deze specifieke interventies en om af te zien van technieken van de andere therapieën. Dit geldt ook als jij als therapeut deze handleiding gebruikt in een onderzoek waarbij IPT met andere behandelingen wordt vergeleken. Zoals gezegd moet de therapie dan worden opgenomen en beoordeeld om de getrouwheid van de therapeut te bepalen. Zonder deze monitoring kan niet worden aangetoond dat IPT-therapeuten IPT geven en andere therapeuten andere therapieën.

We raden dit ook aan als je geen onderzoekstherapeut bent en patiënten in de klinische praktijk behandelt. Eclectische therapie is vaak de zwakkere therapie: het heeft niet de programmatische helderheid en de thematische samenhang (Markowitz en Milrod 2015). Het kan voelen alsof je meer doet als je IPT mengt met andere behandelelementen, maar soms is minder juist beter. Vooral in een kortdurende psychotherapie is het van belang om vast omschreven principes over te brengen, zodat de patiënt deze kan begrijpen en na afloop kan blijven gebruiken. Als je patiënt zes maanden na de afronding wordt geconfronteerd met een moeilijke situatie, gaat hij daar waarschijnlijk beter mee om als hij een duidelijk (interpersoonlijk, cognitief, psychodynamisch of ander) idee heeft hoe hij hierop kan reageren. Het combineren van therapieën kan onbedoeld voor verwarring zorgen.

1. *Stimuleer geen exposure aan traumatische triggers.* Zoals gezegd is exposure niet de focus van IPT. Wij wilden aantonen dat PTSS kan worden behandeld met IPT zonder dat exposure nodig is, zoals in andere bewezen effectieve therapieën wordt gedaan. Het is prima als de patiënt zelf besluit om triggers van het trauma onder ogen te zien, maar jij moet hem hiertoe niet aansporen.

2. *Geef geen huiswerk.* Dit gebeurt bij de andere therapieën wel. Het enige huiswerk bij IPT is het in de loop van de veertien weken van de behandeling oplossen van de interpersoonlijke focus (bijv. rolverandering). Het heeft een voordeel om geen huiswerk op te geven, namelijk dat de patiënt hier niet in kan falen: een resultaat dat de prognose van gedragstherapie kan verslechteren.

3. Je moet de patiënt uiteraard niet stimuleren om progressieve spierontspanning of ademhalingsoefeningen te doen, zoals relaxatietherapeuten doen.

4. Pas geen psychodynamische interventies toe als de interpretatie van dromen of overdracht. Als de patiënt tijdens de sessie vertelt over een droom, kun je helpen bij het exploreren van de manifeste interpersoonlijke inhoud. Focus daarbij wel op de interpersoonlijke interacties en emoties, en breng de behandeling vervolgens terug naar de huidige gebeurtenissen overdag.

5. Als je een sterk negatief affect bij een patiënt hebt teweeggebracht, haast je dan niet om iets te doen. Laat het gebeuren, stimuleer de patiënt om het te laten gebeuren, en geef hem de therapeutische kans op *reflectie*: hij leert de emotie te verdragen en te begrijpen.

Bij twijfel kun je met je supervisor bespreken wat je wel en niet kunt doen.

11

Opleiding in IPT bij PTSS

© Bohn Stafleu van Loghum is een imprint van Springer Media B.V., onderdeel van Springer Nature 2021
J. C. Markowitz, *Interpersoonlijke psychotherapie bij posttraumatische stressstoornis*,
https://doi.org/10.1007/978-90-368-2559-7_12

Welke opleiding heb je nodig om op competente wijze volgens de principes van IPT te werken? Waaruit bestaat een 'certificering' in IPT? Deze twee vragen zijn gedurende de veertigjarige geschiedenis van deze behandeling punt van discussie geweest (Weissman et al. 2007; Markowitz en Weissman 2012). Uit eerder onderzoek komt naar voren dat ervaren psychotherapeuten na één gesuperviseerde pilotcasus goed in staat zijn IPT in te zetten (Rounsaville et al. 1986, 1988). Het is mijn ervaring dat dit niet voor alle therapeuten geldt. Er zijn therapeuten die minstens een tweede gesuperviseerde en succesvol uitgevoerde casus nodig hebben. Daardoor doen ze ook ervaring op met een ander probleemgebied (bijv. rouw versus interpersoonlijk conflict) of met een andere hoofddiagnose.

De getrouwheid aan de principes van IPT kan worden bepaald door beoordeling van de opgenomen sessies (Hollon et al. 1984; Markowitz et al. 2000). Door de jaren heen hebben onderzoekers competentie beoordeeld op basis van getrouwheid aan de IPT-principes en klinische supervisie. De norm voor opleidingen verschilt per land. Sommige landen hebben hun eigen IPT-verenigingen en hebben eisen gesteld aan opleiding. De best ontwikkelde richtlijnen hiervoor komen uit Groot-Brittannië (▶ http://iptuk.net/). In de Verenigde Staten, waar therapeuten gecertificeerd worden aan de hand van hun beroepsopleiding (MD, PhD, LCSW, RN) en niet aan de hand van het soort psychotherapie, zijn er geen formele IPT-certificaten. Dit geldt ook voor het grootste deel van de rest van de wereld. De International Society for Interpersonal Psychotherapy (list-serv: isipt-list@googlegroups.com) biedt informatie over IPT over de hele wereld, met een overzicht van opleidingen, maar onthoudt zich nadrukkelijk van elke aanspraak op certificering.

Mijn aanbevelingen voor de opleiding in IPT bij PTSS zijn:

1. *Algemene klinische ervaring*. Als je PTSS wilt behandelen, is het goed om enige ervaring met de stoornis te hebben. Het is namelijk moeilijk om in een keer twee domeinen te leren. Een belangrijke non-specifieke factor van therapie (Frank 1971) is therapeutische balans: het vermogen om kalm te blijven als een patiënt iets pijnlijks of verontrustends onthult (Greenacre 1957; Markowitz en Milrod 2011) of wanneer een sessie heftig is. Als jij redelijk en kalm blijft, en adequaat reageert, zal de patiënt zich waarschijnlijk gerustgesteld voelen. Je kunt die houding gemakkelijker volhouden als je bekend bent met PTSS.

De meeste therapeuten leren IPT niet als hun eerste therapie, maar vaak na een opleiding in psychodynamische therapie of cognitieve gedragstherapie.

2. *Algemene competentie in IPT*. Misschien ben ik bevooroordeeld door de manier waarop ik IPT heb geleerd, maar ik vind het logisch om bij het begin te beginnen: om IPT eerst te gebruiken voor waar het aanvankelijk voor gebruikt werd en nog altijd het meest voor gebruikt wordt: een behandeling voor depressieve stoornissen. Ik raad dan ook aan dat therapeuten eerst een depressiegeval behandelen en zich daarna verder ontwikkelen. Naast de ingewikkelde vraag van certificering bestaat de algemene opleiding uit drie aspecten (Weissman et al. 2007):
   a. *Lees een handboek*: Ik raad voor IPT in het algemeen Weissman et al. 2000 of Weissman et al. 2007 aan. Dit boek biedt een eerste oriëntatie en dient vervolgens als protocol en naslagwerk.
   b. *Volg een workshop*: IPT-experts geven opleidingen in verschillende settings, van op zichzelf staande workshops tot bijeenkomsten van beroepsorganisaties, zoals de American Psychiatric Association Annual Meeting. De International Society

12

for Interpersonal Psychotherapy organiseert tweejaarlijkse bijeenkomsten met verschillende workshops. Een cursus van een of twee dagen, gecombineerd met het lezen van een handboek helpt therapeuten zich te oriënteren op deze behandeling en er gericht over na te denken. Tijdens dergelijke workshops worden vaak video-opnames van sessies vertoond of rollenspellen gedaan met de deelnemers waarin aspecten van de behandeling tot leven komen.

c. *Supervisie*: De enige manier om een psychotherapie echt onder de knie te krijgen, is door die te doen. In het begin is het het beste om hierover feedback te krijgen, zodat je weet of je wel echt IPT geeft of niet.

Een gesuperviseerde casus moet bestaan uit:

i. audio- of video-opnames van sessies, omdat aantekeningen onbetrouwbaar zijn (Chevron en Rounsaville 1983) en de supervisor accurater kan helpen als jullie een nauwkeurig verslag van de sessie hebben;

ii. het gebruik van het handboek als gids;

iii. regelmatige beoordelingen van patiënten om de verbetering van de symptomen te meten;

iv. regelmatige (liefst wekelijkse) supervisies die gebaseerd zijn op de opgenomen sessies.

Er zijn twee soorten supervisie die voor goede IPT-therapeuten zorgen. De duurdere vorm bestaat uit het inhuren van een IPT-expert voor individuele of groepsgewijze supervisie. Een alternatief dat goed gewerkt heeft voor onderzoeksgroepen in onder andere Canada en Nederland is groepsintervisie. Geïnteresseerde en ervaren psychotherapeuten komen regelmatig bijeen en superviseren elkaars opgenomen casussen met bovengenoemde elementen.

3. *Hoe zit het met een specifieke opleiding in IPT bij PTSS?* Deze diagnose is nieuw voor IPT, en tot op heden waren alle therapeuten getraind voor psychotherapieonderzoek (bijv. Krupnick et al. 2008; Campanini et al. 2010; Markowitz et al. 2015). Een van de doelen van deze handleiding is het verspreiden van informatie over de toepassing van IPT bij PTSS bij een bredere klinische populatie. In 2015 en 2016 zijn IPT/PTSS-workshops begonnen in Londen, en deze zullen hopelijk worden voortgezet.

Is exposure nodig bij de behandeling van PTSS?

© Bohn Stafleu van Loghum is een imprint van Springer Media B.V., onderdeel van Springer Nature 2021
J. C. Markowitz, *Interpersoonlijke psychotherapie bij posttraumatische stressstoornis*,
https://doi.org/10.1007/978-90-368-2559-7_13

Veiligheid is meestal bijgeloof … Het vermijden van gevaar is op de lange termijn niet veiliger dan volledige blootstelling.

Helen Keller, *The Open Door* (1957)

Nadat we interpersoonlijke psychotherapie (IPT) als behandelmodel voor posttraumatische stressstoornis (PTSS) hebben besproken, willen we haar binnen een klinische en een onderzoekscontext plaatsen. In dit hoofdstuk bespreken we de gangbare behandelingen voor PTSS, de basisprincipes van exposuretherapie en de basisprincipes van en het bewijs voor IPT als alternatieve behandeling.

13.1 **Exposure**

Uit een groot aantal RCT's blijkt dat veel patiënten met PTSS baat hebben bij exposuretherapie, waarbij ze worden blootgesteld aan triggers van het trauma om de angst uit te doven. Sinds de behandeling van veteranen uit de Tweede Wereldoorlog door Kardiner en Spiegel (1947) gaan bijna alle evidence-based vormen van psychotherapie voor PTSS uit van exposuretechnieken. Behandelingen als prolonged exposure (Foa et al. 1991), *cognitive processing therapy* (Resick et al. 2008), *eye movement desensitisation and reprocessing* (EMDR; Shapiro 2001) en andere behandelingen, vaak varianten op cognitieve gedragstherapie (CGT), helpen de patiënt bij de confrontatie met triggers van angstaanjagende herinneringen die zij vermijden (cognitive processing therapy blijkt overigens ook te werken zonder de exposurecomponent (Resick et al. 2008)). Deze exposure aan triggers roept in eerste instantie angst op, maar als het binnen een veilige omgeving met een geruststellende therapeut plaatsvindt, leren patiënten dat de triggers op zichzelf niet gevaarlijk zijn. Patiënten hebben stimuli vaak lang vermeden, zoals de fysieke omgeving (bijvoorbeeld hoge gebouwen, vliegtuigen, of Manhattan bij overlevenden van de aanslag op het World Trade Centre), geuren, kleuren of voorwerpen die geassocieerd worden met het trauma. Door de exposuretherapie beseffen ze dat deze vermijding niet nodig is en niet van invloed hoeft te zijn op hun leven.

Exposurebehandelingen gaan uit van een oud gedragsprincipe: hoe meer je iets vreest, des te meer je het vermijdt. En hoe meer je iets vermijdt, des te gevaarlijker het lijkt, en hoe meer je het gaat vrezen. Door deze vicieuze cirkel vermijdt men een groot aantal triggers en deze vermijding beperkt het dagelijkse leven. Mensen met PTSS leven in een wereld van angst, waarin grote ervaringsgebieden worden vermeden omdat na een trauma niets meer echt veilig lijkt.

Als een therapeut zijn patiënt kan bewegen om de trigger onder ogen te zien, wordt de angst eerst erger, maar neemt vervolgens af doordat de patiënt de trigger opnieuw kan beoordelen (Foa en Kozak 1986). Deze gewenning reduceert de angst bij elke volgende exposure en kan hem uiteindelijk zelfs uitdoven. Exposuretherapeuten stellen met hun patiënten een hiërarchie op van de angsten: van mild tot ernstig. Ze beginnen met de mildere angst en gaan door naar de ogenschijnlijk ernstiger. Bij prolonged-exposuretherapie worden de sessies van 90 minuten opgenomen, en de patiënten spelen die opname de rest van de week thuis af. Zo bestaat de therapie uit dagelijks 90 minuten imaginaire exposure. Daarnaast ondergaan patiënten *in-vivo*-exposure: als het trauma bijvoorbeeld de aanslag op het World Trade Centre is, gaat de patiënt terug naar Ground Zero. Het principe is ook hier dat de confrontatie met de herinneringen aan je trauma ervoor zorgt dat je beseft dat de triggers niet hetzelfde zijn als het trauma en de herinneringen aan de angst op zichzelf ongevaarlijk zijn. Idealiter heeft de patiënt aan het einde van de behandeling een vloeiend verhaal van de traumatische gebeurtenis(sen) geconstrueerd en is hij door de exposure aan de triggers gewend geraakt aan de bijbehorende angsten.

Dit extinctie-paradigma wordt ondersteund door hersenonderzoek. Mensen met PTSS hebben een overactieve amygdala en uit neuro-imaging-onderzoek blijkt dat gedragstherapie de controle van de prefrontale cortex versterkt, waardoor de activiteit van de amygdala afneemt (Rauch et al. 2006). Het angst-gedragcircuit heeft een defini-eerbare locatie in de hersenen, in tegenstelling tot ego, id en superego.

Door dit indrukwekkende klinische en neuro-anatomische onderzoek gaan de behandelprotocollen voor PTSS unaniem uit van exposure als eerste interventie. De richtlijnen voor PTSS van de American Psychiatric Association luiden als volgt: 'Het gemeenschappelijke en doorslaggevende element [bij werkzame behandelingen] is waar-schijnlijk gecontroleerde exposure' (APA 2004). De richtlijnen van het National Institute of Health and Care Excellence (NICE) in het Verenigd Koninkrijk onderschrijven deze aanpak op een soortgelijke manier: 'Iedereen met PTSS moet een traject worden aange-boden van op trauma gerichte psychologische behandeling (traumagerichte cognitieve gedragstherapie [CGT] of eye movement desensitisation and reprocessing [EMDR])' (NICE 2005). Het Institute of Medicine (IOM) beveelt *enkel* behandelingen aan die geba-seerd zijn op exposure (IOM 2008), ondanks dat onderzoek aangeeft dat behandeling met serotonineheropnameremmers patiënten met PTSS helpt (bijv. Brady et al. 2000; Marshall et al. 2001; Schneier et al. 2012).

Is exposure een noodzakelijk element voor de behandeling? Dit is de afgelopen jaren praktisch een dogma geworden. Sinds de hoogtijdagen van de psychoanalyse heeft waar-schijnlijk geen theorie zo gedomineerd als de exposure-theorie bij angst. Onderzoek dat aantoonde dat bij patiënten met PTSS cognitive processing therapy zonder de narratieve-exposurecomponent werkt (Resick et al. 2008) heeft dit beeld niet veranderd. Behande-lingen die gebaseerd zijn op exposure werken, maar hebben, zoals alle behandelingen voor alle aandoeningen, hun beperkingen. Exposuretherapie is zwaar werk, dat pijnlijk kan zijn voor patiënten en clinici. Sommige patiënten (en therapeuten) weigeren het te doen, en het uitvalpercentage is hoog: ongeveer 30 % in de onderzoeken (Hembree et al. 2003). Patiënten met een hoge mate van dissociatie boeken soms slechte resulta-ten, omdat hun onthechting het moeilijk maakt om de exposuresessies te laten bezin-ken (Lanius et al. 2010). Sessies van 90 minuten kunnen lastig te integreren zijn in de klinische praktijk. Ondanks de indrukwekkende start van exposuretraining voor de therapeuten in het stelsel van de Veterans Health Administration (VHA) hebben wei-nig therapeuten deze technieken daadwerkelijk gebruikt en de uitval is hoog (Watts et al. 2014; Kehle-Forbes et al. 2016). Een evidence-based, niet op exposure gebaseerde psychotherapie zou voor mensen met PTSS een waardevol alternatief kunnen zijn.

13.2 Een andere theorie

De extinctietheorie snijdt hout bij PTSS, een stoornis die gebaseerd is op een traumati-sche gebeurtenis die zich kenmerkt door vermijding. Toch is het niet het enig mogelijke perspectief. Posttraumatische stressstoornis heeft ook vele interpersoonlijke kenmerken (Markowitz et al. 2009).

In de *DSM-IV* (*Diagnostic and Statistical Manual* 4de *editie*) staan in het PTSS-cluster vermijdingssymptomen beschreven van patiënten die 'gesprekken' en 'mensen' vermijden die traumatische herinneringen uitlokken. Men kan zich 'onthecht of vervreemd van anderen voelen', een 'beperkte mate van affect' vertonen of 'prikkelbaarheid of woedeaanvallen' hebben binnen een interpersoonlijke context. We zien ook 'verminderde interesse of deelname aan belangrijke activiteiten' binnen sociale situaties. In de *DSM-IV* zijn de belangrijkste voorbeelden van een verondersteld verkort toekomstperspectief van sociale aard: 'carrière, huwelijk, kinderen' (APA 1994, p. 428). In de herziene *DSM-5* (5de editie) zijn veel van deze interpersoonlijke beschrijvingen behouden, ondanks een groeiende nadruk op de cognitieve factoren (APA 2013, p. 274–279).

De klinische literatuur over PTSS beschrijft diverse interpersoonlijke kenmerken. Patiënten worden teruggetrokken, wantrouwend, er is disregulatie van affect en 'interpersoonlijke hypervigilantie' (Bleiberg en Markowitz 2005): men wantrouwt niet alleen zijn omgeving, maar ook de mensen in die omgeving. PTSS beschadigt de emotionele en sociale intimiteit met anderen (Riggs et al. 1998), is een belasting voor de naasten (Beckham et al. 1996) en verzwakt het sociaal functioneren en het functioneren binnen de relatie (Cloitre et al. 1997; Amaya-Jackson et al. 1999; North et al. 1999; Liang et al. 2006, pag. 26–29). Mensen met PTSS kunnen vervallen in onaangepaste interpersoonlijke patronen die het risico vergroten opnieuw slachtoffer te worden (Davidson et al. 1991; Cloitre et al. 1997; Liang et al. 2006).

13.3 Wat blijkt uit de data?

Hoewel de interpersoonlijke aspecten van PTSS prominente kenmerken zijn, betekent dat niet noodzakelijkerwijs dat patiënten met PTSS er baat bij hebben dat in therapie de focus op deze kenmerken ligt. Desalniettemin heeft een gering (maar groeiend) aantal onderzoeken het effect van de interpersoonlijke benadering aangetoond (Markowitz et al. 2014).

Open trials hebben echter beperkte waarde: ze controleren niet voor de invloed van de tijd of de non-specifieke therapeutische factoren, zoals de zorgzaamheid van de therapeut. RCT's houden wel rekening met deze factoren. Er zijn twee van dit soort trials uitgevoerd met patiënten met chronische PTSS en één onderzoek met een relatief kleine groep patiënten die PTSS en/of een depressieve stoornis hadden. Dit laatste onderzoek is voor de volledigheid wel toegevoegd, maar heeft een aantal methodologische beperkingen.

▪ **Onderzoek van Krupnick et al.**

Het eerste gecontroleerde onderzoek naar IPT is uitgevoerd door Janice Krupnick en haar collega's (2008; ▫ tab. 13.1), die 48 chronisch en ernstig getraumatiseerde vrouwen behandelden, veelal uit minderheidsgroepen met een laag inkomen, die aangeworven waren uit de openbare gezondheidszorg en gynaecologische klinieken in en rondom Washington D.C. Deze vrouwen werden daar behandeld voor andere medische aandoeningen en niet voor PTSS of een andere psychiatrische diagnose. IPT werd in een groepsformat gegeven, waarbij gebruik werd gemaakt van het vermogen van patiënten om elkaar te steunen en van het besef dat ze niet de enigen waren die waren mishandeld of misbruikt.

13

■ Tabel 13.1 Onderzoeken naar IPT voor chronische PTSS (Bron: Markowitz et al. 2014, met aanpassingen voor de Nederlandse vertaling met toestemming van de eerste auteur)

onderzoek	design	IPT	aanpassing	uitkomst	opmerkingen en effectgrootte
Bleiberg en Markowitz 2005	open trial $n = 14$	14 wekelijkse sessies	geen blootstelling aan triggers van trauma	pre/post CAPS 67 → 25 uitval: 7 %	grote effectgrootte: CAPS d = 1,8
Robertson et al. 2007	open trial $n = 13$	8 wekelijkse IPT-groeps-sessies	'speciaal samengestelde' handleiding (?); standaard groeps-IPT?	'bescheiden' IES-verbete-ring uitval: 0 %	resultaten stabiel na 3 maanden f/u; ES: IES-subschalen $r = 0,63$–$0,67$
Ray en Webster 2010	open trial $n = 9$	8 wekelijkse IPT-groeps-sessies van 2 uur	gebaseerd op de hand-leiding voor groeps-IPT (Wilfley et al. 2000)	IES significant verbeterd (p < 0,05) uitval: 0 %	enige symptomatische terugval na 2 maanden f/u; (ES; niet bereken-baar)
Krupnick et al. 2016	open trial $n = 15$	12 wekelijkse individuele sessies	Gelijk aan Krupnick et al. 2008, maar aangepast voor individuele behande-ling	PCL (militaire versie) 67,9 (15,1) baseline naar 55,5 (17,3) aan het einde van de behandeling uitval: 29 %	na 3 maanden PCL nog altijd 57,2 (18,9)
Krupnick et al. 2008	RCT: IPT vs. WL $n = 48$	16 wekelijkse IPT-groeps-sessies van 2 uur	aangepast voor vrouwen uit minderheidsgroepen met een laag inkomen en zwaar getraumatiseerd	IPT > WL (CAPS, p < 0,001) uitval 29 % IPT	opbrengsten bleven aanwezig na 4 maanden f/u ES: CAPS d = 1,31

Vervolg.

◻ Tabel 13.1 Vervolg.

onderzoek	design	IPT	aanpassing	uitkomst	opmerkingen en effectgrootte
Campanini et al. 2010	open aanvulling van medische trial $n = 40$	16 wekelijkse IFT-groepssessies van 2 uur	gelijk aan Krupnick et al., IPT richtte zich niet op trauma-exposure	CAPS 72 → 37, met een grote effectgrootte (1,2) uitval: 17 %	medicatie non-responenten; ES CAPS d = 1,17
Jiang et al. 2014	RCT: TAU + IPT vs TAU $n = 49$ (maar gemengde groep MDD en/of PTSS)	12 wekelijkse individuele sessies van een uur	'enige aanpassing aan PTSS' en zonder vierde probleemgebied	CAPS – diagnose en CAPS-symptomen uitval: 6/22 (27 %) in TAU + IPT-groep en 5/19 (26 %) in TAU en latere IPT-groep	voor wat betreft de CAPS-symptomen (Cohen d = −1,01); na 3 en 6 maanden nog altijd effect
Markowitz et al. 2015	RCT: PE vs IPT vs RT	14 wekelijkse sessies	handleiding	pre–post CAPS 68,9 → 39,8 (week 14) uitval: 15 %	effectgrootte 1,69 gebaseerd op de resultaten van week 14

CAPS = Clinician-Administered PTSD Scale; ES = effectgrootte (Cohens d) F/u = follow-up; IES = Impact of Events Scale; IPT = interpersoonlijke psychotherapie; RCT = gerandomiseerde gecontroleerde trial; WL = wachtlijst.

13

De onderzoekers vergeleken groeps-IPT met de wachtlijst (wat niet de sterkste vergelijkingsgroep is), waarvan patiënten regelmatig beoordeeld werden maar geen psychotherapie kregen. De medicatie van de mensen met psychotrope medicatie werd stabiel gehouden.

Koppels van vrouwelijke therapeuten gaven de 16 IPT-sessies van twee uur aan groepen van drie tot vijf vrouwen. Deze vrouwen waren meervoudig getraumatiseerd, met een gemiddelde van 6,8 (standaarddeviatie [SD] = 4,2) interpersoonlijke trauma's (!). De auteurs vonden de mate van uitval laag binnen de context van deze hoogrisicogroep die geen behandeling zocht: 71 % van de patiënten woonde minstens de helft van de sessies bij. Aan de andere kant vulden aan het einde van de behandeling slechts 63 % van de IPT-groep en 44 % van de wachtlijstgroep de symptoomvragenlijst in en werden slechts 81 % van de IPT-patiënten en 63 % van de wachtlijstgroep beoordeeld bij de follow-up vier maanden later.

De scores op de Clinician-Administered PTSD Scale (CAPS; Blake et al. 1995; Weathers et al. 2001) daalden van 65,2 (SD = 20,9) in IPT tot 40,6 na behandeling en 38,5 (SD = 24,4) bij de follow-up na vier maanden: dat betekent een afname van ernstige symptomen naar milde tot matige symptomen. De scores van de proefpersonen op de wachtlijst waren op de drie meetmomenten 62,2 (SD = 16,6), 56,6 (SD = 25,1) en 41,6 (SD = 26,7) (p < 0,001). IPT leverde ook een significant grotere afname op de Hamilton Depressive Rating Scale (Hamilton 1960) op dan bij de wachtlijstgroep. IPT-patiënten verbeterden op vier van de vijf subschalen van de Inventory of Interpersonal Problems (IIP; Horowitz et al. 1988) (alle behalve Agressie), terwijl de scores van de wachtlijstgroep in de loop van de tijd verslechterden.

Samenvatting: Het onderzoek van Krupnick was de eerste RCT van IPT bij PTSS en leverde interessante resultaten op. Een score boven de 60 op de CAPS bij aanvang van de behandeling wijst op ernstige PTSS; een score van 40 valt precies op de diagnostische grens (Weathers et al. 2001). Groeps-IPT zorgde weliswaar niet voor remissie, maar leverde wel klinisch betekenisvolle verbetering op in een populatie van vrouwen die herhaaldelijk mishandeld en/of misbruikt waren. Een zwakte van het onderzoek is de controlegroep op de wachtlijst: een vergelijking is slechts zo sterk als de vergelijkende groep, en het feit dat IPT beter is dan geen behandeling is niet indrukwekkend. Desalniettemin is het een begin, een stap voorwaarts naar het vergelijken van behandelingen. Verder hadden vijf therapeuten in dit onderzoek vijf tot twintig jaar klinische ervaring met groepen en psychodynamische psychotherapie, maar slechts één van hen had ervaring met IPT. De therapeuten waren niet vlekkeloos in het geven van IPT, waardoor de resultaten het potentieel van de behandeling wellicht onderschatten.

■ **Onderzoek van Campanini et al.**

Campanini en collega's hebben in een onderzoek in Brazilië (2010) groeps-IPT gebruikt als aanvullende therapie bij de behandeling van 40 patiënten. Allen waren gediagnosticeerd met PTSS na interpersoonlijk geweld en hadden niet gereageerd op minstens 12 weken farmacotherapie. Net als in het onderzoek van Krupnick en collega's kregen de patiënten 16 IPT-sessies van twee uur in groepen van zes tot acht patiënten. Ze kregen ook een individuele sessie voorafgaand aan de start van de groep, halverwege de behandeling en aan het einde ervan. IPT richtte zich op interpersoonlijke problemen, niet op trauma-exposure. Patiënten bleven stabiele doses medicatie krijgen, voornamelijk antidepressiva.

Drieëndertig patiënten (83 %) voltooiden het onderzoek en hadden minstens één beoordeling van de uitkomst. De CAPS-scores daalden van 72,3 (standaardfout [SE] = 4,7) naar 36,5 (SE = 5,4) (p < 0,001, effectgrootte = 1,2). Dit waren indrukwekkende verbeteringen bij alle symptoomclusters. Uit andere assessments bleek sprake van algehele vooruitgang: de scores op de Beck Depression Inventory daalden van 26,2 (1,8) bij de baseline tot 13,3 (1,6) (p < 0,0001. ES = 1,2): een verbetering van tamelijk ernstige depressie naar zeer milde depressie. De Social Adjustment Scale (Weissman en Bothwell 1976) verbeterde van 2,59 (0,12) naar 2,17 (0,11) (p < 0,0007, ES = 0,63).

Samenvatting: De resultaten van het onderzoek van Campanini zijn zeer bemoedigend omdat ze laten zien dat groeps-IPT een toegevoegde waarde had bij patiënten die niet reageerden op medicatie. Aan de andere kant was dit een open trial, dus kan de verbetering niet specifiek aan groeps-IPT worden toegeschreven: zonder een vergelijkende groep is het onduidelijk of groeps-IPT beter werkt dan andere aanvullende behandelingen zouden doen. Daarbij nog de volgende kanttekening: de Social Adjustment-scores zijn in dit onderzoek erg zwak: extreem zwak bij aanvang en na de behandeling nog altijd behoorlijk zwak, ondanks een betekenisvolle verbetering. (Lagere scores zijn beter, en 1,6 is de normale range [Weissman en Bothwell 1976].)

▪ Onze open trial

Wij hebben twee onderzoeken uitgevoerd naar individuele IPT bij PTSS waarvan één open studie en een RCT (zie verderop). Het eerste onderzoek was een open trial – alle patiënten kregen IPT aan de Cornell University Medical College in New York, waarmee we reeds begonnen waren voordat PTSS zeer actueel werd vanwege de aanslagen op 11 september 2001 in New York. Onze beweegredenen voor de toepassing van IPT bij PTSS waren de volgende:

1. Interpersoonlijke psychotherapie verbindt de symptomen van de patiënt (bijvoorbeeld depressie) aan belangrijke levensgebeurtenissen die de psychiatrische stoornis getriggerd hebben, of er het gevolg van zijn. Psychiatrische stoornissen bestaan niet binnen een vacuüm, maar binnen een interpersoonlijke context. Bij de uitbreiding van IPT van stemmings- en eetstoornissen naar angststoornissen leek PTSS het meest voor de hand liggende begin, omdat deze stoornis wordt bepaald door een levensgebeurtenis.

2. Aangezien er al verschillende PTSS-behandelingen bestaan die gebaseerd zijn op exposure, vonden we dat IPT moet uitgaan van een andere benadering. Doordat IPT niet gericht is op exposure zou zij geen traumatische gebeurtenissen reconstrueren, maar zou ingaan op de *interpersoonlijke gevolgen van het trauma.* IPT zou patiënten helpen sociale steun te hervinden en uit te vinden wie ze binnen hun sociale cirkel wel en niet kunnen vertrouwen.

3. We zagen dat trauma het gevoel van veiligheid ten opzichte van de omgeving en de mensen in de omgeving beschadigt. Mensen met PTSS lijden onder affectieve distantie of verdoving en trekken zich terug. Ze zijn niet meer in staat op hun gevoel af te gaan en kunnen hun omgeving niet 'lezen' of vertrouwen. Ze vermijden pijnlijke negatieve affecten (boosheid, verdriet, angst) of proberen deze te negeren, terwijl het juist belangrijke signalen zijn bij interpersoonlijke interacties. Zonder deze input vliegen patiënten 'blind' en lopen ze de kans opnieuw slachtoffer te worden omdat ze niet weten wie ze kunnen vertrouwen of juist beter kunnen vermijden. Daarom hebben we besloten om in de eerste fase van IPT te focussen op *affectieve*

afstemming. We vroegen patiënten herhaaldelijk hoe zij zich voelden, wat de naam van het gevoel was ('Ik ben van streek' is bijvoorbeeld niet specifiek). We vroegen of de emotie een passende reactie was op de interpersoonlijke interactie en wat deze kon vertellen over deze interactie. Bij het bespreken van dagelijkse interacties – geen traumatische gebeurtenissen uit het verleden – hielpen we patiënten bij de ontwikkeling van een emotioneel vocabulaire voor hun interacties. Ook leerden zij negatieve emoties te interpreteren als niet-gevaarlijk, maar als nuttige interpersoonlijke wegwijzers bij het duiden van verwarrende situaties.

Ik heb met Kathryn Bleiberg aan Cornell de eerste versie van de handleiding geschreven die de basis vormt van dit boek. We hebben de duur van de behandeling vrij arbitrair vastgesteld op 14 wekelijkse sessies van 50 minuten. We hadden geen idee hoe lang de behandeling moest duren, omdat nog niemand IPT voor PTSS had onderzocht.

In ons eerste onderzoek (Bleiberg en Markowitz 2005) werden 14 patiënten met chronische PTSS behandeld. De therapeuten gebruikten de eerste helft van de behandeling om patiënten, die vooral last hadden van afstomping (wat niet typisch is voor een depressie, maar wel een van de kenmerken van PTSS), te helpen weer tot emotionele afstemming te komen. Vervolgens pasten de therapeuten standaard IPT-technieken toe om hun te leren emoties meer te delen en meer vertrouwen in anderen te krijgen. Blootstelling aan traumatische triggers werd niet gestimuleerd. Patiënten met verschillende maar voornamelijk interpersoonlijke trauma's (in plaats van niet-persoonlijke trauma's) kregen 14 wekelijkse IPT-sessies. Op één na voltooiden alle patiënten de behandeling.

Aan het einde van de behandeling voldeden 12 van de 14 patiënten niet langer aan de diagnostische criteria voor PTSS. De CAPS-scores (Blake et al. 1995; Weathers et al. 2001) daalden van 67 (SD = 19) naar 25 (SD = 17), een groot within-group-effect (d = 18) met verbetering bij alle symptoomclusters van PTSS. Deze afname van CAPS-scores betekende dat patiënten van ernstige PTSS naar bijna remissie waren gegaan. Depressieve symptomen, de mate van irritatie en het sociaal functioneren verbeterden eveneens. Nu de patiënten beter konden omgaan met hun emoties en dagelijkse interacties stelden zij zichzelf spontaan en zonder therapeutische aanmoediging bloot aan traumatische triggers: een verandering die noodzakelijk is voor de remissie van PTSS (zie ◘ tab. 13.2).

De patiënten rapporteerden algehele interpersoonlijke verbetering op de Social Adjustment Scale (Weissman en Bothwell 1976) en andere interpersoonlijke meetinstrumenten. Tien personen vulden de Interpersonal Psychotherapy Outcome Scale (IPOS; Markowitz et al. 2006) in: een zelfrapportage-instrument waarop patiënten scoorden in welke mate er verandering had plaatsgevonden op het interpersoonlijke probleemgebied waar IPT zich tijdens de behandeling op richtte. Op de IPOS is: 1 = significante verslechtering op het gebied; 2 = lichte verslechtering; 3 = geen verandering; 4 = lichte verbetering en 5 = significante verbetering. Alle proefpersonen rapporteerden enige positieve interpersoonlijke verandering (laagste score = 4) en de gemiddelde verbetering was 4,77 (SD = 0,34) van de mogelijke vijf. De IPOS-scores correleerden met de verbetering op de CAPS: de betere omgang met interpersoonlijke problemen correleerde met de reductie van PTSS-symptomen (Markowitz et al. 2006).

Tien patiënten vulden de Inventory of Interpersonal Problems (IPP; Horowitz et al. 1988) in, een instrument dat interpersoonlijke problemen meet. Ze vertoonden significante verbetering in de totaalscore (ES = 1,15; Wilcoxon Signed Ranks Test,

▣ **Tabel 13.2**   Cornell-trial: baselinescores en scores na 14 weken IPT bij PTSS

beoordeling	baseline		week 14		veran- dering gemid- delde	SD van gemid- delde veran- dering	effect- groot- te[a]	p[b]
	gemid- delde	SD	gemid- delde	SD				
CAPS-2 (n = 15) PSS-SR (n = 16)	66,3	16,0	23,5	16,1	42,8	23,6	1,8	0,001
totaalscore	69,4	21,5	20,3	14,2	49,1	22,6	2,2	0,000
– herbeleving	20,2	6,9	6,8	5,3	13,4	7,6	1,8	0,001
– vermijding	28,8	9,8	6,5	6,7	22,3	11,4	2,0	0,001
– hyperarousal	21,0	7,5	7,0	5,8	13,9	7,8	1,8	0,000
Ham-D (n = 16)	17,8	8,0	8,8	5,9	9,0	7,0	1,3	0,002
BDI (n = 14)	16,9	8,9	6,1	6,8	10,9	9,4	1,2	0,003
STAXI								
– staat (n = 15)	14,5	5,9	10,5	0,99	4,0	5,5	0,73	0,005
– kenmerk (n = 13)	18,5	5,0	15,3	2,9	3,1	4,4	0,70	0,025
SAS-SR (n = 13)	2,5	0,42	1,9	0,37	0,52	0,40	1,3	0,003

CAPS-2 = Clinician-Administered PTSD Scale, versie 2; PSS-SR = Posttraumatic Stress Scale – Self Report Version; Ham-D = 24-item Hamilton Depression Rating Scale; BDI = Beck Depression Inventory; STAXI = State-Trait Anger Expression Inventory; SAS-SR = Social Adjustment Scale– Self Report version.
[a]Within-group-effectgrootte (Cohens d).
[b]Wilcoxon paired rank sum tests.

13

$p = 0{,}0005$) en op alle subschalen, vooral de circumplex-subschalen Koud/Afstandelijk (ES = 1,39, $p = 0{,}008$) en Zelfopoffering (ES = 1,38, $p = 0{,}009$). Vergeleken met norm-scores was het interpersoonlijk functioneren op de IIP bij PTSS-proefpersonen op de baseline slechter dan dat van 82 % van de populatie. Na behandeling benaderde het de norm (54 %) (Markowitz et al. 2006).

Zes proefpersonen deden mee aan een follow-up na zes maanden en vertoonden een blijvende remissie met een CAPS-score van minder dan 20 (Davidson et al., pag. 191). De gemiddelde CAPS-score bij de follow-up was 16,8 (SD = 9,6) tegenover 14,2 (9,8) in week 14. Het gemiddelde op de Posttraumatic Stress Scale-Self Report (PSS-SR, een PTSS-zelfrapportageschaal) was 20,9 (26,9) na zes maanden, versus 12,0 (6,8) na 14 weken.

Samenvatting: Deze zeer bemoedigende resultaten hebben hun beperkingen; zoals gezegd kan een open trial de ontwikkeling van een behandelmethode stimuleren, maar het kan geen effect bewijzen. Effect vereist een RCT. Dit onderzoek verschafte echter de basis voor een dergelijke trial.

■ **Onderzoek van Jiang et al. (2014)**

In China deden Jiang et al. (2014) een studie naar de behandeling van patiënten met PTSS en/of een depressieve stoornis. Zij zetten hiervoor lokaal getraind personeel in om slachtoffers van de aardbeving in Sichuan (2008) te behandelen. Vijf psychologen, vier psychiaters en een onderwijzer slaagden na twee weken training voor hun toetsen en startten met een behandeling met IPT die de patiënten kregen naast de gebruikelijke behandeling (TAU = *treatment as usual*). Er waren dus mensen die IPT + TAU ($n = 27$) kregen en die werden vergeleken met de groep die alleen TAU ($n = 22$) kreeg. TAU bestond uit continuering van voorgeschreven psychotrope medicatie (indien van toepassing) en crisismanagement als dit nodig was. IPT werd aangeboden in de vorm van 1 keer per week een uur lang gedurende 12 weken. Na 3 maanden werden 22 patiënten die IPT + TAU gekregen hadden, vergeleken met 19 deelnemers die TAU gekregen hadden. In de IPT + TAU-groep deed zich een reductie van PTSS- en depressiediagnoses van respectievelijk 51,9 % en 30,1 % voor, terwijl deze in de TAU-groep respectievelijk 3,4 % en 3,4 % waren. De verbetering was na 6 maanden nog steeds zichtbaar, en dezelfde verbeteringen kwamen naar voren in de groep die eerst TAU en later IPT kreeg. De conclusie was dat IPT gebruikt kan worden om patiënten met PTSS en/of een depressieve stoornis na een natuurramp te behandelen, zelfs zonder getrainde professionals, al werd in dit geval een goede training en wekelijkse supervisie geboden.

Samenvatting: Deze studie is interessant, omdat het aantoont dat er behandelmogelijkheden zijn in landen met een laag of modaal inkomen waar rampen kunnen gebeuren en weinig therapeuten zijn. Je kunt therapeuten in korte tijd trainen en supervisie op afstand geven (telefonisch of met beeldbellen). Zwakke punten van deze studie zijn de kleine en gemengde groepen patiënten. Wat de PTSS betrof waren er in de IPT + TAU-groep 18 en in de TAU-groep 10 patiënten met PTSS met CAPS-scores van 39 en 45 welke onder de ernstscore van 50 liggen die in onderzoeken vaak als inclusienorm gehanteerd wordt. De patiënten met PTSS hadden blijkbaar gemiddeld genomen niet een ernstige PTSS. Al met al kan geconcludeerd worden dat het bemoedigende resultaten zijn gezien de omstandigheden waaronder de studie uitgevoerd werd.

■ **Gerandomiseerde gecontroleerde trial (RCT) door ons (Markowitz et al.)**

Met subsidie van het National Institute of Mental Health (NIMH) voerden wij na de succesvolle open trial een RCT uit waarbij IPT zonder exposure werd vergeleken met zowel prolonged exposure, de door Edna Foa (Foa en Rothbaum 1998) ontwikkelde gouden standaard en best getoetste exposurebehandeling, als met relaxatietherapie (Jacobsen 1938). Deze laatste therapievorm was eerder vergeleken met prolonged exposure en functioneerde als een actieve controleconditie. Relaxatietherapie controleerde voor tijd, aandacht en empathie van de therapeut en verschafte een ander mechanisme voor verbetering, namelijk progressieve spierontspanning. We stelden deze trial op als een non-inferioriteitsonderzoek, om na te gaan of IPT verandering bewerkstelligde binnen 15 CAPS-punten in vergelijking met prolonged exposure en beter zou zijn dan relaxatietherapie. Volgens de ontwikkelaar van CAPS (Weathers et al. 2001) is een score van 15 punten een betekenisvol klinisch verschil. Op grond van een poweranalyse kozen we daarom 12,5 punten als afkapscore: een gemiddeld verschil in een CAPS-verandering van 12,5 of meer zou wijzen op in ieder geval minimale inferioriteit en minder dan 12,5 punten zou minder dan minimale inferioriteit betekenen (Markowitz et al. 2015).

De data-analyse hanteerde het principe van intentie tot behandelen. Enkele deelnemers die de behandeling niet afmaakten werden later op speciale beoordelingsmomenten onderzocht, terwijl andere deelnemers, die de behandeling wel voltooiden, de beoordeling halverwege de behandeling misten. We vergeleken patiënten met gemiste post-randomiseringsdata met degenen zonder ontbrekende data op hun baselinekenmerken. Er waren geen statistisch significante verschillen tussen proefpersonen met en zonder post-randomiseringsbeoordeling, of binnen de groepen, en geen van de verschillen was klinisch betekenisvol. Het effect van de drie behandelvormen op de ernst van symptomen werd geschat met behulp van longitudinale gemengde-effectenmodellen, waarbij meervoudige imputaties werden gebruikt voor de ontbrekende waarden. Voor elke variabele (scores op de CAPS, de PSS-SR, de Hamilton Depression Rating Scale (HAM-D), de Social Adjustment Scale – Self Report, de Quality of Life Measure en de IIP) gebruikten we de Markov Chain Monte Carlo-techniek voor het verkrijgen van een *monotone missing data pattern*. Daarna pasten we op elke afzonderlijke behandelgroep een *predictive mean-matching regression*-methode toe. Om de kans te vergroten dat de missing-at-random-aanname valide was, gebruikten we, naast voorgaande waarden van de variabelen die werden geïmputeerd, alle andere symptoomvariabelen en de baseline-depressiestatus als voorspellers in predictive mean-matching regression. Er werden vijftig geïmputeerde datasets gegenereerd.

We modelleerden de post-randomisatiewaarden als functies van behandeling, tijd en hun interactie als controle voor baselinewaarden van de uitkomst en de depressiestatus. Als de tijd-behandeling-interactie statistisch significant werd, werden de verschillen tussen behandelingen halverwege (week 7) en aan het einde van de behandeling (week 14) afzonderlijk geschat. In de andere gevallen werd het model opnieuw gefit met alleen de hoofdeffecten voor behandeling en tijd, en de verschillen werden beoordeeld vanuit een model dat gelijksoortige relaties postuleerde tussen de behandelingen op alle tijdstippen.

De mate van respons en remissie werd bepaald op grond van de geobserveerde data aan de hand van van tevoren gespecificeerde criteria: respons werd gedefinieerd als een vermindering > 30 % tegenover de baseline-CAPS-score, en remissie werd gedefinieerd als een CAPS-score < 20 (Blake et al. 1995; Weathers et al. 2001; Davidson et al. 2002). De deelnemers van wie deze data ontbraken, werden gecategoriseerd als *'nonresponders'* en *'nonremitters'*. De statistische significantie werd over de hele linie bepaald met een alfa van 0,05 (tweezijdig). We rapporteerden *p*-waarden zonder aanpassing voor meervoudig toetsen, omdat de gerapporteerde resultaten geschikt zijn voor van tevoren gespecificeerde hypotheses en toetsen. Voor alle analyses werd Statistical Analysis Software (SAS/STAT), versie 9.2, gebruikt.

We wezen 110 patiënten die geen psychofarmaca gebruikten, toe aan een behandeling van 14 weken, waarin de eerste groep 14 IPT-sessies van 50 minuten (Weissman et al. 2007) kreeg, de tweede groep 10 sessies prolonged exposure van 90 minuten (Foa en Rothbaum 1998) en de laatste groep 9 sessies van 90 minuten en een sessie van 30 minuten relaxatietherapie (Jacobsen 1938). De behandelingen werden op hun standaardlengte uitgevoerd, wat neerkwam op 700 minuten IPT, 900 minuten prolonged exposure en 840 minuten relaxatietherapie. ◘ Figuur 13.1 is een diagram van Consolidated Standards of Reporting Trials (CONSORT) dat de stroom van de studie in kaart brengt.

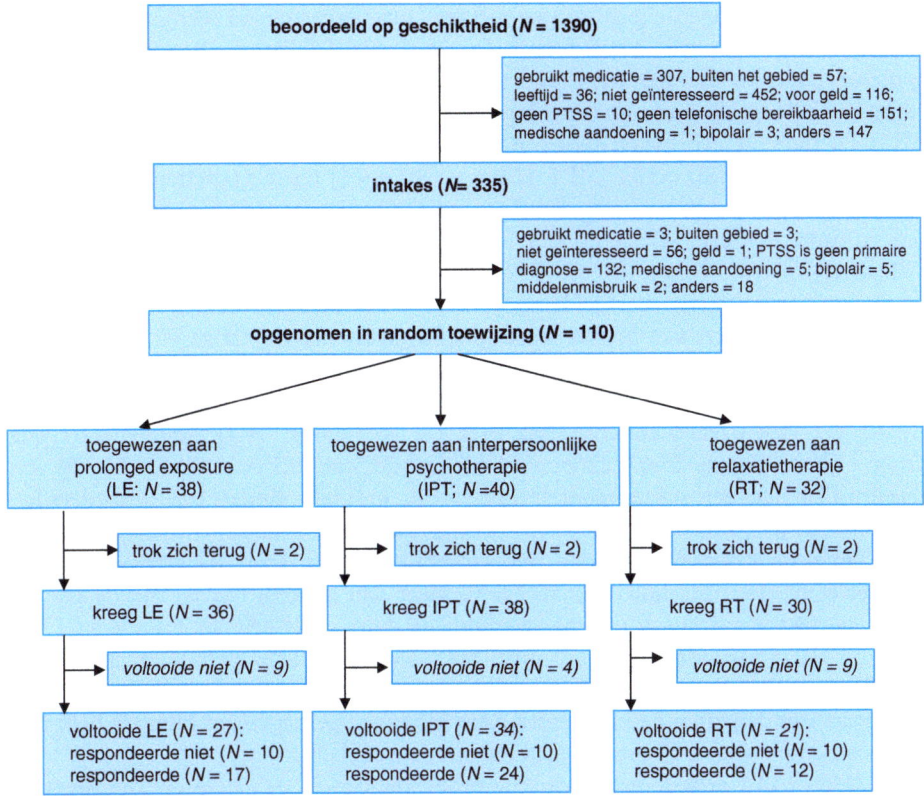

■ **Figuur 13.1**   CONSORT-stroomdiagram van de studie

De therapeuten werden door deskundige supervisors getraind, volgden de behandelingshandleidingen en deden voor de start van het onderzoek pilotcasussen om expertise te ontwikkelen. Elizabeth Hembree, de supervisor van de prolonged-exposuregroep, heeft deelgenomen aan vele gerandomiseerde prolonged-exposure-trials en is, samen met Edna Foa, die de behandeling heeft ontwikkeld, de belangrijkste trainer van de therapeuten. Karina Lovell, die therapeuten had gesuperviseerd in twee eerdere onderzoeken waarin relaxatie vergeleken werd met prolonged exposure, superviseerde onze relaxatietherapeuten. Ikzelf superviseerde de IPT-therapeuten.

Alle sessies werden opgenomen, en betrouwbare, getrainde beoordelaars, die blind waren voor behandeling en sessienummer, beoordeelden een deelsteekproef van behandelsessies met instrumenten, waaronder de Collaborative Study Psychotherapy Rating Scale (CSPRS-6; Hollon 1984), de beste discriminator van IPT en cognitief gedragstherapeutische behandelingen.

De therapeuten in het onderzoek waren PhD/PsyD-psychologen of -psychiaters die ieder minstens twee pilotcasussen hadden uitgevoerd om hun competentie en getrouwheid (*adherence*[1]) aan de behandelvorm vast te stellen. Bij het onderzoek

---

1   Mate waarin de therapeut het protocol volgt.

waren twee prolonged-exposure-therapeuten met ervaring in een eerder PTSS-onderzoek (Schneier et al. 2012) betrokken, naast vier IPT-therapeuten en vier relaxatietherapeuten. De therapeuten rapporteerden vooral getrouwheid aan hun therapievorm, een belangrijke garantie tegen bias in een behandelingentrial (Falkenström et al. 2013). De therapieteams verschilden niet significant in gemiddelde leeftijd (prolonged exposure 47,5 jaar [SD = 10,6], IPT 41,0 jaar [SD = 9,1] en relaxatietherapie 34,8 jaar [SD = 5,1]) of in jaren ervaring met de specifieke vorm van psychotherapie (prolonged exposure 7,5 jaar [SD = 0,7], IPT 9,0 jaar [SD = 8,4] en relaxatietherapie 3,8 jaar [SD = 4,4]).

De 110 patiënten in het onderzoek hadden allemaal chronische PTSS en een minimale CAPS-score van 50, die wijst op ten minste matig ernstige PTSS. Geen van hen gebruikte psychotrope medicatie, en tijdens de 14 weken van de trial was een andere behandeling naast die in het onderzoek niet toegestaan. De patiënten waren ernstig getraumatiseerd en chronisch ziek (◘ tab. 13.3 en 13.4), waren divers qua ras en etniciteit, en hadden een gemiddelde leeftijd van 40,1 jaar. Slechts 15,5 % was getrouwd of had een partner, en slechts 36,4 % werkte voltijds (10,9 % studeerde). Drieënnegentig procent rapporteerde interpersoonlijk trauma – dat gewoonlijk meer lijdensdruk veroorzaakt dan onpersoonlijk trauma, zoals na een natuurramp (Kessler et al. 1995; Markowitz et al. 2009). Meer dan de helft (58 %) van de patiënten rapporteerde chronisch trauma (gemiddelde duur sinds primair trauma 14,1 jaar [SD = 14,4]), waaronder seksueel misbruik (35 %) en lichamelijke mishandeling (68 %). Zesendertig procent rapporteerde trauma's in de kindertijd of adolescentie. Driekwart van de patiënten had eerder psychotherapie gekregen, en bijna de helft had farmacotherapie voor PTSS ondergaan (Markowitz et al. 2015).

In ◘ tab. 13.4 wordt de psychiatrische problematiek van de patiënten weergegeven. Zoals verwacht had de helft comorbide depressie; een derde rapporteerde meerdere depressieve episodes. Bijna de helft voldeed aan de criteria voor persoonlijkheidsstoornissen, met name paranoïde-, obsessief-compulsieve en vermijdende-persoonlijkheidsstoornis.

De patiënten die werden toegewezen aan prolonged exposure woonden gemiddeld 8,3 sessie (SD = 3,1) bij (een gemiddelde van 748 minuten [SD = 277] in totaal), IPT-patiënten gemiddeld 12,6 sessie (SD = 3,4) (een gemiddelde van 630 minuten [SD = 69] in totaal) en relaxatietherapie-patiënten gemiddeld 7,8 sessies (SD = 3,5) (een gemiddelde van 667 minuten [SD = 290] in totaal), oftewel respectievelijk 83 %, 90 % en 78 % van de voorgeschreven sessies.

13.4 Resultaten

Gedurende de behandelperiode van 14 weken verbeterden de CAPS-scores bij elke therapie substantieel (◘ tab. 13.5), met grote within-group-effectgroottes pre- en postbehandeling (Cohens d); voor prolonged exposure was dat $d = 1,88$; voor IPT $d = 1,69$; en voor relaxatietherapie $d = 1,32$. Deze veranderingen wijzen op een grote afname van PTSS-symptomen bij alle drie de behandelingen. De tijd-behandeling-interactie was niet significant. Prolonged exposure werkte significant beter dan relaxatietherapie

◘ **Tabel 13.3**   Demografische kenmerken van de patiënten met PTSS die prolonged exposure, IPT of relaxatietherapie ontvingen. (Bron: John C. Markowitz. Eva Petkova, Yuval Neria, Page E. Van Meter, Yihong Zhao, Elizabeth Hembree, Karina Lovell. Tatyana Biyanova en Randall D. Marshall. Is Exposure Necessary? A Randomized Clinical Trial of Interpersonal Psychotherapy for PTSD. *American Journal of Psychiatry*, 2015; 172:5, 430–440. Herdrukt met toestemming van *The American Journal of Psychiatry* (Copyright © 2015). American Psychiatric Association. Alle rechten voorbehouden)

kenmerken	prolonged exposure (n = 38)		IPT (n = 40)		relaxatie- therapie (n = 32)		gehele steek- proef (n = 110)	
	gemid- delde	SD	gemid- delde	SD	gemid- delde	SD	gemid- delde	SD
leeftijd (jaren)	41,76	11,99	38,12	11,21	40,62	11,48	40,10	11,57
opleiding (jaren)	15,39	2,39	15,78	2,04	16,25	1,95	15,78	2,15
	N	%	N	%	N	%	N	%
vrouw	21	55	28	70	28	88	77	70
ras								
– wit	22	58	31	78	19	59	72	65
– Afro- Amerikaans	9	24	4	10	6	19	19	17
– Aziatisch of eilandbe- woner Stille Oceaan	2	5	3	8	4	13	9	8
– anders	5	13	2	5	3	9	10	9
Latijns-Ameri- kaans	12	32	8	20	11	34	31	28
huwelijkse staat								
– alleenstaand	26	68	28	70	19	59	73	66
– getrouwd of samenwonend	5	13	6	15	6	19	17	15
– gescheiden	7	18	6	15	7	22	20	18
werk								
– voltijds	14	37	12	30	14	44	40	36
– deeltijds	4	11	5	13	6	19	15	14
– huisman/ vrouw	0	0	1	3	0	0	1	1

Vervolg.

◻ **Tabel 13.3**   Vervolg.

kenmerken	prolonged exposure (n = 38)		IPT (n = 40)		relaxatie- therapie (n = 32)		gehele steek- proef (n = 110)	
	gemid- delde	SD	gemid- delde	SD	gemid- delde	SD	gemid- delde	SD
– student	5	13	4	10	4	13	13	12
– werkloos < 6 maanden	3	8	4	10	3	9	10	9
– werkloos > 6 maanden	8	21	10	25	4	13	22	20
– gepensioneerd	0	0	1	3	0	0	1	1
– lichamelijk beperkt	2	5	0	0	0	0	2	2
– anders	2	5	3	8	1	3	6	5

($p=0,010$), terwijl IPT ten opzichte van relaxatietherapie te weinig verbetering gaf voor statistische significantie ($p=0,097$). *Cruciaal was het between-group-verschil in CAPS-scores tussen prolonged exposure en IPT: 5,5 punten, wat minder was dan de minimale inferioriteitsgrens van 12,5 punten die we a priori hadden gedefinieerd.* Zo kon de nulhypothese van meer dan minimale inferioriteit van IPT worden verworpen ($p=0,035$) (◻ tab. 13.5).

Uitval is een belangrijke uitkomst van de behandeling. Deze was 15 % bij IPT, 29 % bij prolonged exposure en 34 % in de relaxatietherapiegroep (n.s.). Van elke behandelingsconditie trokken zich twee patiënten terug na randomisering maar voor aanvang van de therapie. De responsgraad (*a priori* gedefinieerd als > 30 % verbetering in de CAPS-score) was 63 % voor IPT, 47 % voor prolonged exposure en 38 % voor relaxatietherapie. IPT had een significant hogere responsgraad dan relaxatietherapie ($\chi^2=4,45$, $p=0,03$). De remissiegraad within-group verschilde niet significant: 26 % voor de prolonged exposure, 23 % voor IPT en 22 % voor relaxatietherapie.

Patiënten in de prolonged-exposuregroep en de IPT-groep vertoonden statistisch significant meer verbetering op de PSS-SR voor PTSS-symptomen dan de relaxatietherapiegroep (respectievelijk $p<0,001$ en $p=0,008$). Patiënten in de prolonged-exposuregroep verbeterden sneller dan patiënten die IPT kregen en vertoonden in week 14 meer vooruitgang op de PSS-SR dan de IPT-groep, hoewel dit niet statistisch significant was ($p=0,053$) (◻ tab. 13.5).

Prolonged exposure en IPT waren beide statistisch superieur aan relaxatietherapie op de Hamilton Depression Rating Scale, de Quality of Life Enjoyment and Satisfaction Scale (Endicott et al. 1993), de Social Adjustment Scale (Weissman en Hothwell 1976) en de IIP (Horowitz et al. 1988), en ze verschilden daarop niet significant van elkaar.

We onderzochten twee geassocieerde sleutelvariabelen. Om er zeker van te zijn dat de IPT-therapeuten niet onbedoeld of heimelijk exposuretherapie uitvoerden, voerden we mediatieanalyses uit die vroege (tussen de baseline en week 5) verandering in

13

kenmerken	prolonged exposure (n = 38)		IPT (n = 40)		relaxatie-therapie (n = 32)		gehele steekproef (n = 110)	
	gemid-delde	SD	gemid-delde	SD	gemid-delde	SD	gemid-delde	SD
aantal trauma's	2,95	1,96	2,63	1,79	2,84	1,67	2,80	1,81
leeftijd ten tijde van pri-mair trauma (jaren)	27,7	13,60	24,2	13,7	26,9	15,8	26,2	14,2
	N	%	N	%	N	%	N	%
trauma type (primair)								
– interper-soonlijk	34	89	37	93	31	97	102	93
– acuut	20	53	16	40	10	31	46	42
– chronisch	18	47	24	60	22	69	64	58
– seksueel misbruik	11	29	17	43	11	34	39	35
– fysiek misbruik	25	66	22	55	21	66	68	62
aanvang trauma								
– vroeg (voor 13 jaar)	6	16	10	25	6	19	22	20
– adolescent (14–20 jaar)	4	11	7	18	6	19	17	16
– volwassen (21 jaar of ouder)	28	74	23	58	18	56	69	63
– ontbre-kende gegevens	0	0	0	0	2	2	2	2
eerdere behandeling								

Vervolg.

◻ Tabel 13.4   Vervolg.

kenmerken	prolonged exposure (n = 38)		IPT (n = 40)		relaxatie- therapie (n = 32)		gehele steekproef (n = 110)	
	gemid- delde	SD	gemid- delde	SD	gemid- delde	SD	gemid- delde	SD
– psychothe- rapie	27	71	27	68	28	88	82	75
– farmaco- therapie	18	47	19	48	15	47	52	47
depressieve stoornis (momenteel)	20	53	20	50	15	47	55	50
depressieve stoornis (recidive- rend)	12	32	14	35	11	34	37	34
gegenerali- seerde- angststoornis (momenteel)	8	21	3	8	3	9	14	13
As II- stoornissen								
– paranoïde	6	16	11	28	11	34	28	25
– narcistisch	3	8	7	18	5	16	15	14
– borderline	2	5	2	5	1	6	5	5
– vermijdend	7	18	8	20	8	25	23	21
– afhankelijk	2	5	1	3	0	0	3	3
– obses- sief-com- pulsief	10	26	11	28	6	22	27	25
– depressief	6	16	9	23	12	38	27	25
– passief- agressief	4	11	7	18	5	16	16	15
– ongespe- cificeerde As II-diagnose	18	47	17	43	19	59	54	49
middelen- misbruik (op enig moment)	3	8	5	13	4	13	12	11
alcohol- misbruik (op enig moment)	7	18	11	28	4	13	22	20

13

● **Tabel 13.5** Resultaten in de loop van de tijd voor patiënten met PTSS die prolonged exposure, IPT of relaxatietherapie ontvingen

uitkomstmaat en beoordelingsmoment	beschrijvende samenvatting												
	prolonged exposure					IPT					relaxatietherapie		
	N	gemiddelde	SD	verandering t.ov. baseline[d]	effectgrootte[e]	N	gemiddelde	SD	verandering t.ov. baseline[d]	effectgrootte[e]	N	gemiddelde	SD
Clinician-Administered PTSD Scale													
– baseline	37	72,1	18,2			40	68,9	16,2			30	68,9	16,4
– week 7	29	39,9	21,0	29,0	1,72	37	50,5	22,3	18,0	1,07	23	54,3	30,8
– week 14	28	37,5	28,8	31,6	1,88	36	39,8	24,3	28,6	1,69	24	46,5	31,0
Posttraumatic Stress Scale – Self-Report													
– baseline	30	77,7	22,3			32	74,3	20,2			23	83,2	15,3
– week 7	19	43,0	23,4	28,6	1,44	31	57,6	24,2	15,2	0,76	17	61,9	28,0
– week 14	17	34,1	26,4	36,1	1,81	23	41,7	26,1	32,1	1,61	13	64,7	27,4
Hamilton Depression Rating Scale (24 items)													
– baseline	33	20,2	6,7			37	18,3	6,5			28	21,0	7,1
– week 7	29	14,0	8,1	5,8	0,86	36	16,3	8,2	2,0	0,30	22	18,2	10,6
– week 14	28	12,3	8,8	7,3	1,07	35	13,8	8,8	4,2	0,62	23	14,8	9,1
Social Adjustment Scale – Self Report													
– baseline	27	2,7	0,6			33	2,7	0,6			21	2,8	0,4
– week 7	20	2,4	0,5	0,3	0,53	34	2,5	0,5	0,2	0,36	16	2,5	0,6
– week 14	15	2,1	0,5	0,4	0,81	22	2,2	0,5	0,5	0,93	14	2,7	0,6

Vervolg.

13

◼ **Tabel 13.5** Vervolg.

	beschrijvende samenvatting														
	prolonged exposure				IPT					relaxatietherapie			
uitkomstmaat en beoordelingsmoment	N	gemiddelde	SD	verandering t.ov. baseline[d]	effectgrootte[e]	N	gemiddelde	SD	verandering t.ov. baseline[d]	effectgrootte[e]	N	gemiddelde	SD
Quality of Life Enjoyment and Satisfaction Scale													
– baseline	31	43,5	14,7			31	43,9	15,0			21	43,1	8,7
– week 7	21	55,8	15,1	−11,8	−0,88	32	51,9	15,1	−8,9	−0,66	17	52,2	20,0
– week 14	15	63,5	19,2	−17,9	−1,33	24	54,6	18,3	−11,3	−0,84	14	46,1	19,2
Inventory of Interpersonal Problems													
– baseline	30	1,7	0,6			32	1,6	0,6			23	1,5	0,4
– week 7	21	1,4	0,4	0,4	0,69	34	1,5	0,7	0,1	0,15	17	1,7	0,7
– week 14	16	1,1	0,6	0,7	1,26	23	1,0	0,7	0,5	0,95	14	1,5	0,6

Vervolg.

□ Tabel 13.5 Vervolg.

Vervolg.

| | | model-based inference[a] | | verschil en effectgrootte[b] | | | | | | | | |
| | | interactie tijd–behandeling[c] | | PE-RT | | | IPT-RT | | | IPT – PE | | |
verandering t.o.v. baseline[d]	effect-grootte[e]	X^2	p	verschil	p	effect-grootte[e]	verschil	p	effect-grootte[e]	verschil	p	effect-grootte[e]
16,9	1,00	1,07	0,343									
22,3	1,32			−14,93	0,010	−0,88	−9,47	0,097	−0,56	5,46[f]	0,323	0,32
20,4	1,02	4,67	0,010	−16,51	0,053	−0,83	2,20	0,769	0,11	18,71	0,005	0,94
14,1	0,71			−30,75	< 0,001	−1,55	−18,22	0,008	−0,92	12,54	0,053	0,63
4,6	0,68	0,128	0,880									
7,0	1,03	3,875	0,022	−4,42	0,034	−0,65	−0,98	0,642	−0,14	3,44	0,065	0,51
0,1	0,24			−0,15	0,359	−0,26	0,00	0,989	0,00	0,14	0,241	0,26
0,1	0,16	3,561	0,037	−0,57	< 0,001	1,05	−0,46	0,001	−0,83	0,12	0,409	0,21

13

Tabel 13.5 Vervolg.

	model-based inference[a]											
		interactie tijd-behandeling[c]		verschil en effectgrootte[b]								
				PE-RT			IPT-RT			IPT–PE		
verandering t.o.v. baseline[d]	effect-grootte[e]	X²	p	verschil	p	effect-grootte[e]	verschil	p	effect-grootte[e]	verschil	p	effect-grootte[e]
-5,9	-0,44			4,73	0,285	0,35	0,88	0,831	0,07	-3,85	0,302	-0,29
-0,8	-0,06			17,83	<0,001	1,33	10,13	0,017	0,75	-7,69	0,061	-0,57
-0,1	-0,21	3,327	0,029	-0,27	0,064	-0,49	-0,13	0,358	-0,23	0,15	0,251	0,26
-0,1	-0,19			-0,58	<0,001	-1,03	-0,53	<0,001	-0,95	0,05	0,771	0,08

IPT = interpersoonlijke psychotherapie; PE = prolonged exposure; RT = relaxatietherapie.

[a]Generalized linear mixed-effects models (GLMM's) met de geïmputeerde data; resultaten in week 7 en 14 zijn gemodelleerd als functies van behandeling en tijd, bijgesteld voor de baselinewaarde van de uitkomst en depressiestatus.

[b]Verschillen tussen behandelingen, p-waarde van het verschil en de effectgrootte van het verschil.

[c]Toetsing van interactie tussen tijd en behandeling van GLMM's voor de resultaten in week 7 en 14, bijgesteld voor baselinewaarde van de uitkomsten en depressiestatus. Als de interactieterm significant is, worden de verschillen tussen de groepen op elk tijdpunt geschat; als de interactieterm niet significant is, wordt een GLMM gefit zonder de interactieterm en wordt een eenduidig enkel contrast tussen behandelingen geschat, valide voor beide punten.

[d]Gemiddelde verandering van baseline, alleen gebaseerd op deelnemers met data in week 7 of in week 14.

[e]Effectgrootte van de verandering ten opzichte van de baseline.

[f]De nulhypothese van inferioriteit van IPT vergeleken met PE (verschil van 12,5 punten op de Clinician Administered PTSD Scale) wordt verworpen ($p = 0,035$), waarmee de niet-inferioriteit van IPT is vastgesteld.

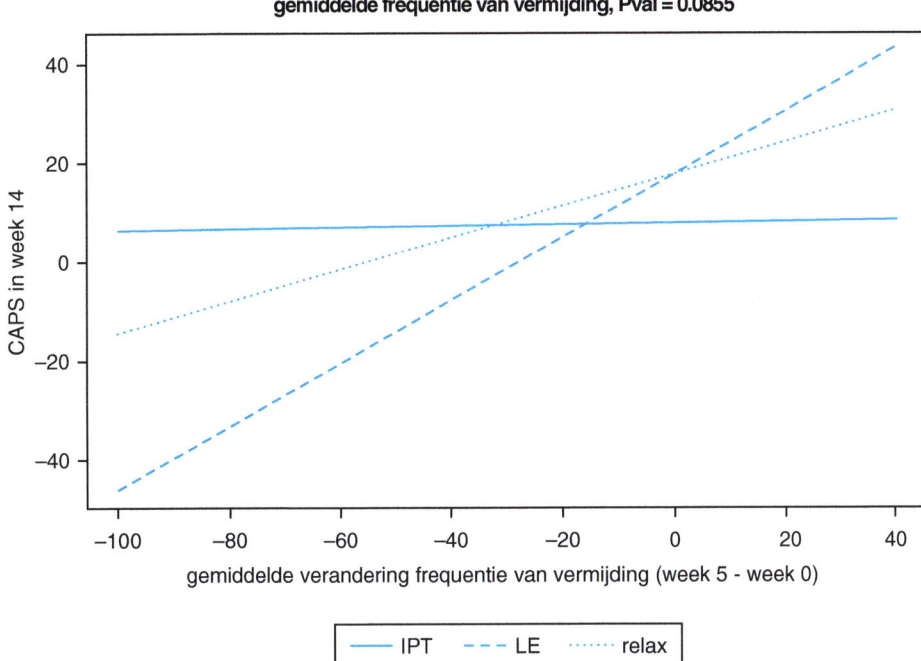

gemiddelde frequentie van vermijding, Pval = 0.0855

(y-as: CAPS in week 14; x-as: gemiddelde verandering frequentie van vermijding (week 5 - week 0))

Legenda: —— IPT   - - - LE   ······ relax

◘ **Figuur 13.2**   Werkt IPT door middel van exposure?

'frequentie van vermijding' van de drie hoogste trauma-items van onze Self-Initiated in Vivo Exposure Scale beoordeelden als een voorspeller voor de CAPS-score van week 14. Vroege verandering in de frequentie van vermijding voorspelde rechtstreeks (en zoals verwacht) CAPS-resultaten voor prolonged exposure en relaxatietherapie, maar niet voor IPT (zie ◘ fig. 13.2). Deze bevindingen ondersteunen de theorieën van prolonged exposure en IPT.

De helft van de patiënten met chronische PTSS voldeed ook aan de criteria van een comorbide depressieve stoornis, wat een opvallende moderator van de behandeluitkomst bleek te zijn. Het onderzoek was niet bedoeld om interactie-effecten op te sporen, maar om het missen van mogelijk belangrijke effecten als het gevolg van een te lage power te voorkomen, werden interacties tussen behandeling en de depressieve-stoornisstatus met p-waarden $\leq 0,15$ nagegaan met een follow-up met gepaarde vergelijkingen. De omnibustest, die beoordeelde of uitval afhing van de interactie tussen de aanwezigheid van depressie en behandeling, vertoonde een p-waarde van 0,15. De helft van de patiënten die een comorbide depressie hadden en toegewezen waren aan prolonged exposure viel uit, wat een oddsratio opleverde voor uitval bij prolonged exposure met (50 %) en zonder depressie (5,6 %) van 17:1 (◘ tab. 13.6). Uitval onder depressieve patiënten in de prolonged-exposuregroep was hoger dan onder depressieve patiënten in de IPT-groep ($p=0,086$) en hoger dan de uitval onder niet-depressieve patiënten die prolonged exposure kregen ($p=0,006$). De uitval onder niet-depressieve patiënten in de relaxatiegroep was hoger dan de uitval onder de niet-depressieve patiënten in zowel de IPT-groep ($p=0,68$) als de prolonged-exposuregroep ($p=0,065$). Het effect van de interactie tussen de depressiestatus en behandelrespons was niet statistisch significant ($p=0,058$).

◻ Tabel 13.6 Proportie uitval, respons en remissie voor patiënten met PTSS met en zonder depressie die prolonged exposure, IPT of relaxatietherapie ondergingen

comorbide-depressiestatus en uitkomst	prolonged exposure (N=38)		IPT (N=40)		relaxatietherapie (N=32)	
	N of %	95 % BI	N of %	95 % BI	N of %	95 % BI
met depressie (n=55)	N=20		N=20		N=15	
– uitval	50	27,2–72,8	20,0	5,7–43,7	26,7	7,8–55,1
– respons	30	11,9–54,3	50,0	27,2–72,8	46,7	21,3–73,4
– remissie	15	3,2–37,9	10,0	1,2–31,7	13,3	1,7–40,5
zonder depressie (n=55)	N=18		N=20		N=15	
– uitval	5,6	0,1–27,3	10,0	1,2–31,7	35,3	14,2–61,7
– respons	66,6	41,0–86,7	75,0	50,9–91,3	29,4	10,3–56,0
– remissie	38,9	17,3–64,3	35,0	15,4–59,2	29,4	10,3–56,0

BI = Betrouwbaarheidsinterval.

De mate van respons bij patiënten zonder depressieve stoornis was hoger voor IPT ($p=0,008$) en prolonged exposure ($p=0,032$) dan voor relaxatietherapie. Binnen de prolonged-exposuregroep was de respons hoger onder patiënten zonder de diagnose depressie dan onder degenen met depressie. Er was geen bewijs voor een modererend effect van de depressie op behandeleffecten wat betreft de ernst (zoals aangegeven door de CAPS-score) van chronische PTSS of wat betreft de remissiestatus.

13

Tegenvallers
Om diverse redenen hebben we vijf patiënten uit het onderzoek gehaald. Volgens de therapeuten en de onafhankelijke beoordeling vertoonden twee patiënten in relaxatietherapie een toename van depressie, één patiënt in IPT bleek een bipolaire stoornis te hebben, één IPT-patiënt verviel in ernstig middelenmisbruik en een prolonged-exposurepatiënt overtrad het protocol door behandeling buiten het onderzoek te zoeken.

Andere bevindingen
Voordat we de patiënten willekeurig toewezen, legden we hun uit wat de behandelingen inhielden aan de hand van schriftelijk materiaal en een gesproken script. Daarin werd benadrukt dat prolonged exposure veel beter dan IPT was onderzocht als behandeling voor PTSS. We vroegen de patiënten of ze voorkeur voor een van de behandelingen in het onderzoek hadden of een ervan liever helemaal niet wilden ondergaan (ze begrepen dat ze in feite geen keuze hadden).
Zevenentachtig patiënten (79 %) hadden een voorkeur of afkeur: 29 (26 %) wilden graag prolonged exposure, 29 (26 %) wilden liever relaxatietherapie, en 56 (50 %) gaven de voorkeur aan IPT (Cochrans Q=18,46, $p<0,001$); 29 (26 %) wilden liever geen prolonged exposure, 18 (16 %) liever geen relaxatietherapie, en 3 (3 %) wilden geen IPT (Cochrans Q=22,71, $p<0,001$) (zie ◻ fig. 13.3).

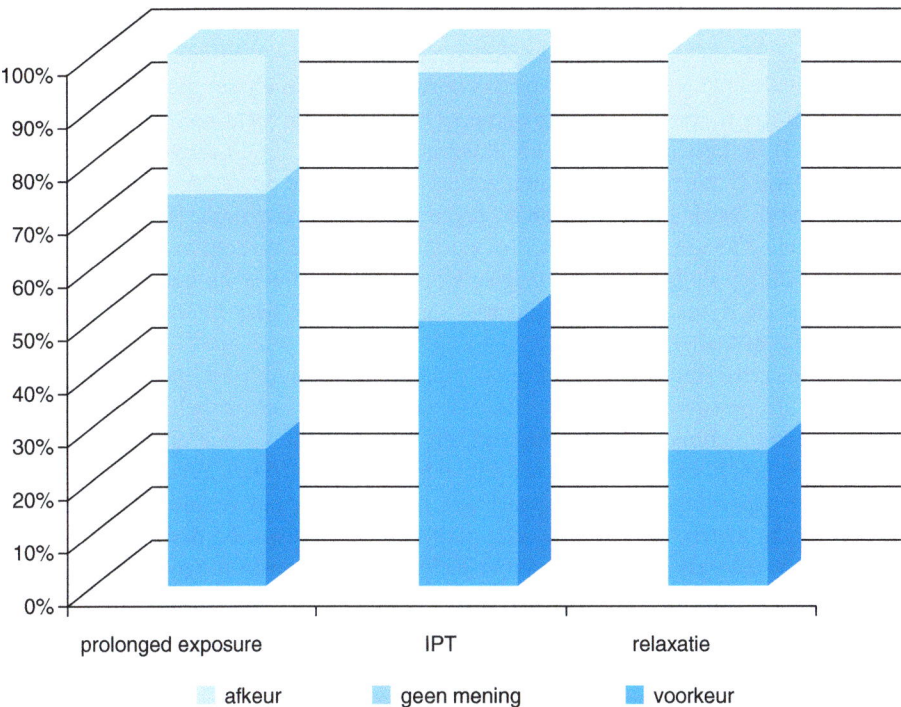

◻ Figuur 13.3   Voorkeur en afkeur van PTSS-patiënten. Uit: Markowitz, JC, Meehan KB, Petkova E, Zhan Y, Van Meter, PE, Neria Y, Pessin H, Nazia Y: Treatment Preferences of psychotherapy patiënts with chronic PTSD. *J Clin Psychiatry*. 2015 [Epub, voorafgaand aan druk]: figuur 1 op pagina e4. Copyright 2015, Physicians Postgraduate Press. Herdrukt met toestemming

De voor- of afkeur was in het algemeen geen voorspeller voor verandering op de CAPS, respons op behandeling of uitval. Echter, patiënten die niet alleen PTSS maar als comorbide stoornis ook een depressie hadden en de behandeling kregen die ze niet wilden, hadden aan het einde hogere CAPS-scores.

❯ Dit facet van het onderzoek liet zien dat patiënten, ondanks het gebrek aan bewijs, eerder IPT kozen dan de meer belastende op exposure gebaseerde behandeling (Markowitz et al. 2016). Ze leken liever te focussen op interpersoonlijke problemen die de gevolgen waren van hun traumatische ervaringen dan op de traumatische ervaringen zelf.

Een andere bevinding uit het onderzoek betrof persoonlijkheidsstoornissen. Veel patiënten die in aanmerking komen voor behandeling voor chronische PTSS, lijken persoonlijkheidsstoornissen te hebben. Het is soms echter moeilijk in te schatten of bijvoorbeeld paranoïde en vermijdende trekken daadwerkelijk op een persoonlijkheidsstoornis wijzen of een overlap hebben met de wantrouwende, angstige staat van veel patiënten met chronische PTSS. Ons onderzoek beoordeelde patiënten voor en na de 14 weken van het psychotherapieonderzoek – psychotherapie die zich op PTSS richtte en niet op persoonlijkheidsstoornissen. Deskundige en betrouwbare beoordelaars gebruikten de Structured Clinical Interview for *DSM-IV* Personality Disorders (SCID-II; Gibbon et al. 1997) voor deze beoordelingen (Markowitz et al. 2015).

Zevenenveertig (47 %) van 99 patiënten die op de baseline beoordeeld werden, kregen minstens één SCID-II-diagnose: paranoïde- (28 %), obsessief-compulsieve- (27 %) en vermijdende- (23 %) persoonlijkheidsstoornis (PS) kwamen het meest voor. Van de 78 patiënten die na de behandeling opnieuw werden beoordeeld met de SCID-II, had 45 % ($n = 35$) de baselinediagnose PS, waarvan 43 % ($n = 15/35$) deze in week 14 niet meer had. Drie (7 %) van de patiënten zonder PS-diagnose op de baseline kregen deze diagnose wel in week 14; tien anderen kregen een andere diagnose. Het soort psychotherapie en de PTSS-respons waren niet gerelateerd aan de verbetering van de PS. Van de mensen die op de behandeling reageerden en bij een follow-up beoordeeld werden ($n = 44$), had 56 % met een As II-diagnose op de baseline deze in week 26 niet meer (Markowitz et al. 2015a).

Dit is de eerste studie naar de effecten van kortdurende As I-behandeling op de stabiliteit van de persoonlijkheidsstoornis. We zagen dat het acuut behandelen van een chronische aandoening de aanwezige trekken verminderde – voor alle geobserveerde persoonlijkheidsstoornissen en in alle onderzoeksgroepen. Deze nieuwe bevindingen hebben hun beperkingen: de steekproef was relatief klein om verandering in de persoonlijkheid te meten, en slechts weinig patiënten hadden een borderline-persoonlijkheidsstoornis, die vaak comorbide is met PTSS. Desalniettemin suggereren deze eerste resultaten dat clinici zich bij de behandeling van patiënten met chronische PTSS niet te veel zorgen hoeven te maken over de aanwezigheid van ogenschijnlijke persoonlijkheidsstoornissen, omdat de persoonlijkheidsstoornissen ten minste in sommige gevallen een misleidend kenmerk van PTSS zelf zijn.

Een andere opvallende bevinding die uit de gegevens van het onderzoek gehaald kon worden betreft het type trauma. Negenendertig patiënten (35 %) rapporteerden seksueel trauma, 68 (62 %) lichamelijk trauma en 102 (93 %) interpersoonlijk trauma. De CAPS-scores verschilden niet bij de aan- of afwezigheid van het type trauma. Er is gezocht naar mogelijke mediatoren voor de behandeling, waarbij type trauma een mogelijke mediator zou kunnen zijn: interpersoonlijk, seksueel of fysiek. Er is een regressiemodel gefit voor week 14. Als het A-criterium van PTSS seksueel trauma was, bleek dit een significante mediator te zijn voor het behandeleffect: alle therapieën waren ongeveer even effectief bij patiënten met een niet-seksueel trauma, maar IPT was effectiever bij seksueel getraumatiseerde patiënten (verschil in effectiviteit met en zonder seksueel trauma: IPT vs. PE en IPT vs. RT, p's $< 0,05$), specifiek in PTSS-symptoomclusters B en D (p's $< 0,05$). Het is nog belangrijk te vermelden dat geslacht en traumatisering als kind/adolescent (leeftijd ≤ 18) geen verstorende factoren bleken, die het mediërende effect van het seksuele trauma verklaarden. Vergeleken met andere therapieën is IPT gunstiger voor patiënten met seksueel trauma. Het lijkt logisch dat een interpersoonlijke therapie de beste optie is voor mensen die op een dergelijke intieme wijze zijn beschadigd.

Samenvatting: Het voornaamste doel van deze RCT was het toetsen of IPT, een niet op exposure gebaseerde behandeling, vergelijkbaar was met – of niet meer dan minimaal inferieur aan – prolonged exposure voor patiënten met ernstige chronische PTSS. We hebben inderdaad aangetoond dat IPT op de CAPS niet meer dan minimaal inferieur is aan prolonged exposure. IPT had een statistisch niet-significante maar klinisch betekenisvolle hogere mate van respons, en bij IPT was er onder de patiënten met comorbide depressie minder uitval. Daarom lijkt IPT over het geheel min of meer even krachtig als prolonged exposure, de best onderzochte, op exposure gebaseerde behandeling voor PTSS en de gouden standaard.

Deze bevindingen weerspreken de wijdverbreide klinische overtuiging van PTSS-therapeuten dat patiënten exposure aan de triggers van hun trauma nodig hebben, gewoonlijk met CGT. Dit nieuws is misschien een opluchting voor veel patiënten die weigeren hun traumagerelateerde angsten onder ogen te zien, die systematische exposure niet verdragen of er geen baat bij hebben. Het kan ook een opluchting zijn voor veel therapeuten die alternatieven zoeken voor een op exposure gebaseerde behandeling (Markowitz et al. 2015). Gecombineerd met de andere onderzoeken die in dit hoofdstuk zijn beschreven, vormen de resultaten van dit onderzoek redelijk sterke empirische steun voor het toepassen van IPT als behandeling voor chronische PTSS.

Prolonged exposure had sneller effect dan IPT en liet een iets betere (niet-significante) CAPS-uitkomst zien en een net niet significant overwicht op de zelfrapportagemaat voor PTSS.

Veel ernstig getraumatiseerde patiënten die ineffectieve algemene behandeling hadden ondergaan, reageerden binnen 14 weken op elk van de drie behandelingen in het onderzoek. In een trial met minder dan de geplande deelnemers verschilde relaxatietherapie als actieve controlegroep nauwelijks van IPT wat betreft CAPS-scores. Een grotere steekproef had wellicht statistische significantie opgeleverd. In psychotherapieonderzoek bestaat er geen ideale controleconditie die vergelijkbaar is met placebo in farmaceutische trials. Een kracht van het onderzoek is dat prolonged exposure en IPT tegenover een robuuste, actieve controlegroep nog altijd een meerwaarde hadden wat betreft symptomen en sociaal functioneren. Deze trial voegt wellicht een nieuw behandelmodel, met een heel andere focus dan CGT, toe aan het PTSS-instrumentarium.

Er kwamen nog twee andere belangrijke bevindingen naar voren. Ten eerste was een comorbide depressieve stoornis een sterke voorspeller voor uitval in de prolonged-exposuregroep, maar niet in de IPT- of relaxatietherapiegroepen. Prolonged exposure is ontwikkeld om angst te behandelen, niet depressie. Hoewel deze behandeling wel vaak depressieve symptomen vermindert (Schneier et al. 2012; Jayawickreme et al. 2014), zou het kunnen zijn dat exposure minder effectief is bij de behandeling van een echte depressieve stoornis. Bovendien lijkt het klinisch gezien logisch dat een comorbide depressie het voor patiënten moeilijker maakt om prolonged exposure te verdragen. IPT is daarentegen oorspronkelijk ontwikkeld voor behandeling van depressie en deed dit ook in dit onderzoek, zelfs terwijl de focus op PTSS lag. De uitkomsten lijken te wijzen op differentiële therapie: IPT heeft wellicht voordelen boven prolonged exposure voor patiënten met een comorbide depressieve stoornis.

Terwijl zelfs weinig onderzoeken de mate van remissie bij PTSS hadden onderzocht, had voor zover wij weten geen enkele studie de mate van remissie voor comorbide depressie en PTSS onderzocht. De zeer lage remissie bij patiënten met PTSS met comorbide depressie die wij zagen bij alle behandelingen (10–15 %; ☐ tab. 13.6) suggereert dat deze groep waarschijnlijk baat heeft bij een gecombineerde behandeling van zowel evidence-based psychotherapie als medicatie (Schneier et al. 2012). Prolonged exposure geeft wellicht meer verbetering op CAPS-scores (en minder uitval) bij patiënten zonder een depressie.

Volgens een belangrijke mediator in deze studie lijken de behandelmechanismen van de behandelingen te verschillen. Zoals verwacht hadden de patiënten in de prolonged-exposuregroep die de confrontatie met hun traumatische triggers in een vroeg stadium van de behandeling aangingen, betere PTSS-uitkomsten, terwijl de patiënten uit de prolonged-exposuregroep bij wie de vermijding van triggers vroeg in de behandeling juist toenam, slechtere eindscores hadden voor hun symptomen dan de patiënten bij wie de vermijding niet toenam. Deze vroege vermijding had geen voorspellende waarde bij IPT, waarin exposure aan triggers bewust vermeden wordt. IPT lijkt via andere, op hechting gerichte, mechanismen te werken, zoals emotioneel begrip, sociale steun en het leren omgaan met de huidige levensomstandigheden (Bleiberg en Markowitz 2014). Voor remissie van PTSS moeten patiënten uiteindelijk hun angsten wel onder ogen zien. We ontdekten eerder (Bleiberg en Markowitz 2005) dat patiënten die verbetering vertoonden door IPT meer vertrouwen leken te hebben in dagelijkse sociale interacties, sociale steun vergaarden en vervolgens spontaan – zonder therapeutische aanmoediging – zichzelf blootstelden aan triggers van het trauma.

We zagen wat velen vermoedden: exposuretherapie is waardevol, maar geen *sine qua non* voor de behandeling van patiënten met PTSS. IPT en CGT helpen allebei bij depressie en boulimia. Psychotherapie en farmacotherapie verlichten allebei syndromen, waarschijnlijk via verschillende mechanismen. Dus waarom zouden we slechts één koninklijke weg (Freud 1913) verwachten bij de behandeling van PTSS?

Sommige onderzoeksresultaten repliceren de bevindingen uit eerdere trials. IPT, die zich in eerste instantie richtte op affectieve afstemming en pas later PTSS-patiënten stimuleerde om hun interpersoonlijke interacties in huidige relaties te veranderen, gaf minder snel verbetering dan prolonged exposure, maar haalde die in de loop van de tijd in. Dit patroon doet denken aan vergelijkbare trials met eetstoornissen, waarbij IPT-therapeuten zich niet mochten richten op het bespreken van eetbuien en lichaamsbeeld, maar volledig focusten op interpersoonlijke relaties. In deze onderzoeken gaf IPT minder snel verbetering dan CGT, maar werkte uiteindelijk even goed (Weissman et al. 2000). De affectieve afstemming binnen IPT doet ook denken aan het onderzoek naar de behandeling van PTSS door Cloitre en collega's (2010). Hierbij gingen de aanvankelijke affectieve afstemming en socialevaardigheidstraining (gebaseerd op principes uit de dialectische gedragstherapie en niet op IPT) vooraf aan exposuretherapie. De patiënten hadden meer baat bij deze combinatie van behandelingen dan bij exposuretherapie alleen.

De betrokkenheid van de onderzoeker bij de therapievorm kan de uitkomst van een onderzoek beïnvloeden (Luborsky et al. 1999; Falkenström et al. 2013). Omdat ik als hoofdonderzoeker een duidelijke band met IPT had, is het mogelijk dat sommige patiënten deelnamen aan het onderzoek omdat ze IPT wilden. Toch lijkt dit onwaarschijnlijk, gezien het duidelijke gebrek aan kennis over psychotherapie aan het begin van het onderzoek en de bekende specialisatie in prolonged exposure van onze PTSS-kliniek (Schneier et al. 2012). Wij stimuleerden een vriendelijke rivaliteit tussen de drie psychotherapieteams, die allemaal gesuperviseerd werden door deskundigen op het gebied van de respectievelijke stromingen en die werden gemonitord op therapeutische getrouwheid aan de principes van de desbetreffende richting. In een eerdere trial op onze behandellocatie in het Columbia / New York State Psychiatric Institute bereikten de prolonged-exposuretherapeuten vergelijkbare resultaten in een trial die zich duidelijk richtte op prolonged exposure (Schneier et al. 2012): een respons van 45 % met identieke criteria (Schneier, persoonlijke communicatie, okt. 2013) en een uitval van 29 %, vergelijkbaar met 28 %. De resultaten van ons onderzoek naar de superioriteit van prolonged exposure boven relaxatietherapie bevestigen de gevoeligheid van de analyse.

Geen onderzoek is perfect. De kracht van dit onderzoek bestond onder meer uit de gematchte rivaliserende teams van psychotherapeuten die werken volgens de principes van de behandelvormen. Weinig eerdere PTSS-trials hebben respons of remissie *a priori* gedefinieerd. Het uitsluiten van farmacotherapie in de steekproeven elimineerde de verstorende effecten van niet-gedocumenteerde veranderingen in dosering en moge-lijke interacties tussen psychotherapie en farmacotherapie. Aan de andere kant droeg het uitsluiten van farmacotherapie zeer waarschijnlijk bij aan de beperkte grootte van de steekproeven, doordat gebruikers van psychofarmaca werden uitgesloten. We von-den het ongepast om het gebruik stop te zetten van antidepressiva die misschien geen effect hadden op PTSS-klachten, maar mogelijk wel verlichting gaven van depressieve of angstklachten. Een grotere steekproef had de statistische power vergroot. Dat de deelne-mers geen medicatie gebruikten kan ook de generaliseerbaarheid van onze bevindingen beperken. Een andere beperking is dat we niet voor iedere behandelrelatie van twee ses-sies de getrouwheidsscores (d.w.z. de mate waarin de therapeut zich aan het specifieke behandelprotocol houdt) hebben bepaald. Degenen die we wel scoorden, hielden zich echter allemaal goed aan het behandelprotocol.

De hypothetische *a priori*-marge van 12,5 CAPS-punten als grens van 'niet meer dan minimale inferioriteit' tussen prolonged exposure en IPT was ontleend aan de lite-ratuur (Weathers et al. 2001) en aan een statistische schatting die gebaseerd was op de data van onze pilot (Bleiberg en Markowitz 2005). Onze empirische CAPS-data wijzen op een veel kleiner klinisch verschil (5,5 punten) tussen de twee behandelvormen. Onze steekproef was kleiner dan gepland, wat van invloed was op het toetsen van de hypo-these doordat daardoor de waarschijnlijkheid van een statistische type-II-fout toenam: het niet-verwerpen van de nulhypothese als deze verkeerd is. Hier betekende dat dat de kans groter dan 20 % was dat we de nulhypothese, dat IPT meer dan minimaal inferieur was aan prolonged exposure, niet konden verwerpen terwijl IPT in feite niet meer dan minimaal inferieur was. De kleinere steekproef kan ook de reden zijn dat we op bepaalde uitkomstvariabelen geen verschillen vonden tussen IPT of prolonged exposure versus relaxatietherapie. Hoewel zelfs de geplande steekproefgrootte niet voldoende power had om klinisch betekenisvolle moderatoren van behandeleffecten op te sporen, zorgde de kleiner dan gewenste steekproef voor verdere afname van de power voor moderatiehy-potheses.

De resultaten van deze vergelijkende trial moeten gerepliceerd worden bij vetera-nen (slechts twee van de 110 deelnemers waren veteraan), andere PTSS-populaties en andere behandelcentra met andere behandelvormen. De behandelmechanismen ver-eisen verdere exploratie. In ieder geval zullen patiënten met PTSS baat hebben bij een andere potentieel effectieve behandeling (Markowitz et al. 2015).

13.5 Persistentie van de resultaten

Zoals gezegd waren er in week 14 50 respondenten (van de 110 deelnemers aan het begin van het onderzoek). Respons was *a priori* gedefinieerd als een afname van min-stens 30 % van de aanvankelijke CAPS-scores en remissie als een CAPS-score ≤ 20. Voor de follow-up waren de data van 43 respondenten (86 %) beschikbaar: 23 in remissie (CAPS ≤ 20) en 20 *responders* (> 30 % afname ten opzichte van de begin-CAPS).

In week 26 hadden 27 respondenten een remissie van klachten bereikt, 10 bleven *res-ponders*, en 6 personen hadden een terugval. Van de mensen die in week 14 remissie rap-porteerden, bleef dit het geval bij 8 van de 9 PE-, alle 8 IPT- en 4 van de 6 RT-patiënten.

Een terugval was gedefinieerd als < 30 % afname van de CAPS-score op baseline, nadat in week 14 was voldaan aan de responscriteria. De mate van terugval was 7 % (1/9) voor PE, 10 % (2/20) bij IPT en 33 % (3/9) bij RT. In week 26 was er op de CAPS een grotere verbetering te zien bij PE dan bij RT (P = 0,048), een trend die wees op superioriteit boven IPT (p = 0,098) en geen significant verschil tussen IPT en RT. De depressieve symptomen bleven bij follow-up laag. Het is moeilijk om duidelijke conclusies te trekken op basis van een klein onderzoek met een relatief korte follow-upperiode. Daarnaast bestaat de onderzoeksgroep uit *responderende* patiënten, waardoor het geen random steekproef was. Het belangrijkste is de wetenschap dat een grote groep patiënten met PTSS positief reageerde op een kortdurende behandeling met IPT. Met de meeste van hen ging het drie maanden na het einde van de therapie nog altijd goed.

13.6 Beeldvormend onderzoek naar de relatie tussen PTSS-behandeling en hippocampus

Suarez-Jimenez et al. (2019) deden onderzoek naar de mogelijke rol die de hippocampus speelt in therapieën die meer of minder gericht zijn op het affect. Theoretisch gezien zou de posterieure hippocampus (PH, het achterste deel) een cruciale rol kunnen spelen bij het leerproces dat vereist is voor behandelingen die zijn gebaseerd op exposure. Behandelingen die meer gericht zijn op affect zouden eerder gebruikmaken van de anterieure hippocampus (AH, het voorste deel). Als deze aanname klopt, dan zou het volume van de verschillende delen van de hippocampus en het type therapie samenhangen met de behandeluitkomst.

Er zijn twee onafhankelijke klinische trials uitgevoerd (1 gericht op PTSS en 1 op paniekstoornis), en vervolgens is de hypothese getoetst of het volume van de anterieure hippocampus een voorspeller was bij op affect gerichte behandeluitkomsten (interpersoonlijke psychotherapie (IPT); *panic-focused psychodynamic psychotherapy* (PFPP)). Daarentegen zou het volume van de posterieure hippocampus de uitkomst van op exposure gebaseerde behandelingen voorspellen (prolonged exposure (PE); cognitieve gedragstherapie (CGT); *applied relaxation training* (ART)).

We bespreken dit onderzoek hier, omdat IPT bij PTSS is ingezet als een behandeling die is gericht op affect. Het kan dan ook informatie opleveren over het onderliggende mechanisme. Het belangrijkste uitgangspunt was dat het 'emotionelere' limbische deel van de hippocampus samenhangt met de 'emotionelere' psychotherapieën, waaronder IPT.

Als resultaat kwam naar voren dat het op baseline gemeten volume van de totale hippocampus niet de klinische verbetering van de klachten na de behandeling voorspelt, maar dat het volume van de anterieure hippocampus wel voorspellend is voor het behandelresultaat bij op affect gerichte behandelingen (waaronder IPT). Bij op affect gerichte behandelingen hing een kleinere AH samen met een groter behandeleffect. Dit zou kunnen betekenen dat dit type therapie door de 'limbische' AH invloed heeft op het resultaat, terwijl dat niet het geval is bij behandelingen die zijn gericht op exposure. Omdat dit een klein onderzoek was, zijn de resultaten nog preliminair.

13

13.7 **Conclusie**

Concluderend kunnen we, zoals in ▶ par. 1.2 al naar voren kwam, zeggen dat IPT een belangrijk alternatief vormt voor de psychologische behandeling van PTSS naast exposure-behandelingen.

Conclusie

© Bohn Stafleu van Loghum is een imprint van Springer Media B.V., onderdeel van Springer Nature 2021
J. C. Markowitz, *Interpersoonlijke psychotherapie bij posttraumatische stressstoornis*,
https://doi.org/10.1007/978-90-368-2559-7_14

14.1 Hoe gaan we verder?

Deze handleiding is aanvankelijk geschreven voor de open trial van IPT bij PTSS die we in 2005 gepubliceerd hebben (Bleiberg en Markowitz 2005). Zij werd uitgebreid voor de grotere RCT die we in 2015 hebben gepubliceerd (Markowitz et al. 2015) en is nu nog verder uitgebreid. De principes van de huidige versie zijn deze hele tijd dezelfde gebleven en blijven congruent met andere IPT-handboeken die zich voornamelijk richten op depressie (Klerman et al. 1984; Weissman et al. 2000, 2007). Aangezien het onderzoek naar IPT nog jong en beperkt is, moet dit boek zeker niet als voltooid of onfeilbaar worden beschouwd.

Er is nog zo veel wat we niet weten. Om de effectiviteit van acute (14 wekelijkse) individuele IPT voor PTSS echt te bevestigen, is een bevestigende gerandomiseerde replicatietrial nodig (Flay et al. 2005), het liefst door een andere onderzoeksgroep. We weten bijvoorbeeld nog niet of IPT net zo effectief is bij militairen als bij burgers en we hopen dit in ons volgende onderzoek te weten te komen. Ook weten we nog niet wat de optimale dosis is: is 14 weken precies goed, te kort, of te lang? We hebben geen data over de vraag of medicatie bij IPT (of vice versa) beter werkt dan een van beide op zichzelf (vgl. Schneier et al. 2012). En zoals we in ▶ H. 9 bespraken, weten we niet of onderhouds-IPT patiënten helpt die goed reageren op acute behandeling maar nog problematische PTSS-symptomen hebben.

We hopen ook dat we nog meer bevindingen zullen halen uit het reeds verrichte onderzoek. Een rijke database kan resultaten opleveren over mediators of moderators bij IPT, evenals bevindingen uit beeldvormend hersenonderzoek en follow-updata (bleven de patiënten die verbeterden zich beter voelen?).

We hebben ook nog niet aangetoond *waarom* of *hoe* IPT bij PTSS of andere stoornissen werkt. Er zijn genoeg theorieën, maar er is geen bewijs over de onderliggende mechanismen (Lipsitz en Markowitz 2013; Markowitz et al. 2015). We vermoeden dat IPT, naast de positieve effecten op sociale steun en sociaal functioneren, werkt door beter emotioneel begrip van het interpersoonlijke leven en de ziekte. Dit emotioneel begrip is wellicht meetbaar via de *symptoomspecifieke reflectieve functie* (Rudden et al. 2009). We verwachten dat deze reflectieve functie meer verbetert in een op affect gerichte IPT dan in een op exposure gebaseerde behandeling (zie ▶ H. 3). We hopen deze hypothese te toetsen in een volgende onderzoekstrial. Door meer inzicht te krijgen in de actieve processen van IPT hopen we de behandeling te kunnen verfijnen.

Laten we, om de cirkel rond te maken, nog een keer stilstaan bij exposure. Bedenk wat er gebeurt als een patiënt een dergelijke behandeling ondergaat. Hij ziet een gevreesde trigger onder ogen, ervaart een golf van emoties, die afneemt als hij niet vlucht: dat betekent dat de patiënt inziet dat de trigger niet langer gevaarlijk is. De emoties ebben weg, evenals de angst hiervoor. IPT bij PTSS werkt niet zo, maar heeft misschien een parallel effect. Door de afstemming van het affect ontlokt de therapeut soortgelijke emoties aan de patiënt, als reactie op alledaagse interpersoonlijke interacties. Een patiënt met PTSS kan tijdens een niet-gevaarlijke interactie met een collega, familielid of vriend een toename voelen van boosheid, angst of een combinatie van negatieve affecten. Ook kan alleen al het bespreken van het incident dergelijke emoties oproepen. Door de patiënt te laten stilstaan bij en na te laten denken over deze emoties, heeft de IPT-therapeut andere doelen dan de exposuretherapeut. Hij helpt hem begrijpen wat de interpersoonlijke betekenis van dergelijke gevoelens is. Het verdragen van het affect is echter wel een vorm van exposure. Exposuretherapie leert patiënten impliciet dat triggers van trauma niet gevaarlijk zijn, maar dat de gevoelens die ze oproepen ook niet gevaarlijk zijn. IPT en exposuretherapie verschillen dus aanzienlijk in benadering en techniek, maar ze richten zich op dezelfde stoornis en overlappen in zekere mate.

Het blijft verder te bezien of IPT bij PTSS zich zal verspreiden naar de algemene praktijk als een alternatief voor op exposure gebaseerde therapie. Dat hangt er ook van af of de lezers van dit boek IPT in hun praktijk zullen uitproberen bij PTSS.

Bijlagen

© Bohn Stafleu van Loghum is een imprint van Springer Media B.V., onderdeel van Springer Nature 2021
J. C. Markowitz, *Interpersoonlijke psychotherapie bij posttraumatische stressstoornis*,
https://doi.org/10.1007/978-90-368-2559-7

Bijlage: Hand-out over IPT-PTSS voor patiënten

Interpersoonlijke psychotherapie (IPT) bij posttraumatische stressstoornis (PTSS)

A. **Wat is PTSS?** Posttraumatische stressstoornis (PTSS) is een ontwrichtende psychiatrische ziekte, die ontstaat na een of meerdere schokkende traumatische gebeurtenissen. Het trauma kan bijvoorbeeld zijn: mishandeling door een ander, oorlogsgeweld, een natuurramp of ooggetuige zijn van de dood van iemand anders. PTSS komt veel voor, in Nederland bijvoorbeeld bij 8,8 % van de vrouwen en 4,3 % van de mannen. PTSS is een *medische ziekte* en *niet jouw schuld;* niemand kiest ervoor deze aandoening te hebben. Het is een *behandelbare ziekte,* en er is een goede kans om beter te worden, ook al kun je je door de symptomen hopeloos en beschadigd voelen. Je hebt niet alleen een verschrikkelijk trauma opgelopen, maar PTSS betekent dat de traumatische gebeurtenis je blijft achtervolgen; de wereld voelt niet langer veilig en voorspelbaar. PTSS maakt de wereld vaak tot een gevaarlijk en onzeker oord. Daardoor kan het moeilijk zijn om je omgeving of andere mensen te vertrouwen. Het kan zijn dat je in gedachten, via flashbacks of dromen, het trauma herbeleeft. Misschien merk je dat je dingen vermijdt die je aan het trauma herinneren. Je kunt je onthecht voelen, afgesneden van mensen en je gevoelens, minder interesse hebben in het heden en het gevoel hebben dat er niet echt een toekomst is. Misschien voel je je continu alert en schrikachtig, en word je makkelijk boos. PTSS kan ook van invloed zijn op je slaap en je concentratievermogen. De symptomen van PTSS blijven je nog lang na de gebeurtenis lastigvallen.

B. **De behandeling van PTSS**. Er bestaan verschillende manieren om PTSS te behandelen. Wij bieden *interpersoonlijke psychotherapie (IPT)* aan, een therapie van 14 weken die goed onderzocht is en ook werkt bij de behandeling van depressie en andere psychiatrische aandoeningen. IPT is een krachtige behandeling, en we denken dat er een goede kans bestaat dat die je kan helpen om te herstellen. Uit de eerste onderzoeken blijkt dat IPT net zo goed werkt als behandelingen die uitgaan van exposure, zonder dat jij angstaanjagende herinneringen aan het trauma onder ogen hoeft te zien.

C. **Basisprincipes**. IPT is gebaseerd op enkele hoofdideeën:
   1. **PTSS is een medische ziekte**. Het is niet jouw schuld, niet iets wat jij jezelf hebt aangedaan. Het is niet wie je bent, het is geen karakterfout. PTSS is *behandelbaar*, ook al voel je je soms misschien hopeloos en denk je dat je niet beter zult worden. Er bestaat een goede kans dat je je in de loop van de behandeling beter gaat voelen. In de eerste onderzoeken gingen alle patiënten vooruit: meer dan 80 % werd beter en 44 % had eigenlijk geen symptomen meer. Dus er is echt hoop.
   2. **Gevoelens en symptomen houden verband met levensgebeurtenissen**. *Hoe jij je voelt, houdt vaak verband met wat er in je leven speelt,* net zoals je PTSS-symptomen begonnen na een traumatische gebeurtenis. Mensen voelen zich slecht wanneer er slechte dingen gebeuren; wanneer er goede dingen gebeuren, voelen ze zich vaak beter. Het omgekeerde is ook waar: *hoe jij je voelt, is van invloed op wat er in je leven gebeurt.* Als jij in een angstige, neerslachtige of gevoelloze stemming bent, is het moeilijk om je te richten op activiteiten, eraan mee te doen en ervan te genieten. Je loopt dingen mis, waardoor je je

natuurlijk nog slechter gaat voelen. IPT richt zich op dit verband tussen wat er in je leven gaande is en hoe jij je voelt. Je therapeut werkt met jou samen aan het begrijpen van deze verbanden tussen stemming en gebeurtenissen, en helpt je om manieren te vinden om ermee om te gaan.

3. **IPT richt zich op het heden, niet op het verleden**. Sommige therapieën rakelen pijnlijke gebeurtenissen van vroeger op. We weten dat jij dergelijke pijnlijke gebeurtenissen hebt meegemaakt (een dergelijk trauma kenmerkt PTSS), maar jij en je therapeut zullen je hier niet op richten. De focus zal liggen op *hoe jij nu functioneert, hoe de symptomen van PTSS het moeilijk maken om te functioneren en hoe jij deze symptomen kunt overwinnen.*

D. **Wat wil je therapeut weten?** Aan het begin van de behandeling zal je IPT-therapeut iets willen weten over wie jij bent en wat je hebt meegemaakt.
   - Hoe voel je je?
   - Wat is je huidige leefsituatie?
   - Wie zijn de belangrijke mensen in je leven? Hoe is het contact met hen?
   - Wat heb je meegemaakt waardoor je PTSS hebt gekregen?
   - Zijn er andere trauma's in je leven geweest?
   - Hoe zijn je relaties veranderd, en hoe is je leven veranderd nadat je PTSS kreeg?
   - Wat zou jij veranderd willen zien worden in de behandeling? Wat zou jouw leven beter maken?

E. **Hoe IPT werkt**. Je zult 14 weken lang elke week 50 minuten afspreken met je therapeut. Het is belangrijk dat jullie elkaar regelmatig zien, zodat jullie het momentum in de behandeling houden. Als er tijdens de behandeling onvermijdelijke vakanties of andere onderbrekingen zijn, zal je therapeut samen met jou de sessies opnieuw inplannen.

1. Je therapeut zal belangstelling hebben voor:
   - *hoe jij je voelt* (angstig? neerslachtig? boos?);
   - *hoe je gevoelens verband houden met dingen die in de week* tussen de sessies in *zijn gebeurd*. Bijvoorbeeld: ontmoetingen met andere mensen, prettige en onprettige gebeurtenissen, en hoe die van invloed zijn geweest op jouw emoties. Hier is het verband tussen gevoelens en jouw levensomstandigheden weer cruciaal. *Gevoelens zijn nuttige signalen over jouw situatie.* Als iemand iets doet waardoor jij van slag raakt, kun je je gekwetst of boos voelen. Er bestaat niet zoiets als een 'slecht' of 'verkeerd' gevoel. We begrijpen dat je door PTSS moeite kunt hebben met het voelen van je emoties. IPT is bedoeld om je te helpen er weer mee in contact te komen.

2. Na enkele sessies kies je met je therapeut één belangrijk gebied in je leven waar jullie op focussen: *rouw*, een *interpersoonlijk conflict* of een *rolverandering*. Deze categorieën beschrijven levenssituaties die mogelijk hebben bijgedragen aan de ontwikkeling van PTSS, of die het gevolg zijn van PTSS.
   - *Rouw* betekent dat PTSS begon toen een naaste van je overleed en dat jij moeite hebt met dat verschrikkelijke verlies.
   - Een *interpersoonlijk conflict* is een interpersoonlijke worsteling die je kunt hebben met iemand die dicht bij je staat.
   - Een *rolverandering* is een belangrijke verandering in je leven, zoals een schokkend trauma, verhuizen naar een nieuwe plaats, het begin of einde van een relatie of baan, of het krijgen van een ernstige ziekte.

3. Je kunt met je therapeut onderzoeken hoe PTSS jouw dagelijks leven beïnvloedt, welke emoties onder die omstandigheden naar boven komen en wat jij kunt doen om er makkelijker en effectiever mee om te gaan. De periode dat je in therapie bent is *een goede tijd om 'veilige risico's' te nemen*: om nieuwe manieren uit te proberen om met andere mensen om te gaan en de resultaten hiervan in therapie te bespreken.
4. Je therapeut zal ook geïnteresseerd zijn in de mensen in je omgeving die jou *sociale steun* kunnen geven, wat helpt bij de bescherming tegen de symptomen van PTSS en bij het herstellen van PTSS.
5. Als jij je onprettig voelt tijdens een sessie, aarzel dan niet om tegen je therapeut te zeggen wat je dwars zit, ook als het de therapeut is die iets doet wat jij niet prettig vindt. Je therapeut zal er begrip voor hebben en niet beledigd zijn.

F. **Wat IPT niet doet**. Sommige therapieën voor PTSS vragen aan de patiënt om zich zijn trauma's gedetailleerd te herinneren en te herbeleven. Dit kan effectief zijn, maar het is niet makkelijk. *IPT vraagt van jou niet om een pijnlijk trauma te herbeleven*. Je behandeling zal focussen op hoe jij je beter kunt voelen en beter kunt functioneren in het heden, zodat het trauma uit het verleden je niet belemmert om een gezond heden en een gezonde toekomst te hebben. We willen je helpen een realistisch gevoel van vertrouwen in jezelf en in je interacties met mensen en situaties in je dagelijks leven te herwinnen. Je IPT-therapeut zal je geen huiswerk geven. Wel zal hij of zij je aanmoedigen om verschillende manieren te onderzoeken om met situaties om te gaan. Het doel van de behandeling is om jou te helpen bij het herwinnen van je gezondheid, je symptomen te verlichten en je weer een gevoel van controle te geven over wat er in je leven speelt.

G. **Metingen**. Je therapeut zal van tijd tot tijd vragen stellen of een vragenlijst geven om te beoordelen hoe het met je gaat en hoe de PTSS-symptomen veranderen. Dit is belangrijk om te zien in hoeverre de behandeling jou helpt.

Therapeut_____ Patiëntennummer_____.

Literatuur

Aakvaag, H. F., Thoresen, S., Wentzel-Larsen, T., Røysamb, E., & Dyb, G. (2014). Shame and guilt in the aftermath of terror: The Utøya Island study. *Journal of Traumatic Stress, 27,* 618–621.

Amaya-Jackson, L., Davidson, J. R., Highes, D. C., et al. (1999). Functional impairment and utilization of services associated with posttraumatic stress in the community. *Journal of Traumatic Stress, 12,* 709–724.

American Psychiatric Association. (1980). *Diagnostic and statistical manual of mental disorders* (3rd ed.). Washington, DC: American Psychiatric Association.

American Psychiatric Association. (1994). *Diagnostic and statistical manual of mental disorders* (4th ed.). Washington, DC: American Psychiatric Association.

American Psychiatric Association. (2004). Practice guideline for the treatment of patients with acute stress disorder and posttraumatic stress disorder. *American Journal of Psychiatry, 161*(suppl), 11.

American Psychiatric Association. (2013). *Diagnostic and statistical manual of mental disorders* (5th ed.). Arlington, VA: American Psychiatric Association.

American Psychiatric Association. (2015). *The American Psychiatric Association guidelines for the psychiatric evaluation of adults* (3rd ed.). Arlington, VA: American Psychiatric Association.

Amsel, L., Hunter, N., Kim, S., Fodor, K. E., & Markowitz, J. C. (2012). Does a trauma focus encourage patients with psychotic symptoms to seek treatment? *Psychiatric Services, 63,* 386–389.

Barnicot, K., Wampold, B., & Priebe, S. (2014). The effect of core clinician interpersonal behaviors on depression. *Journal of Affective Disorders, 167,* 112–117.

Beck, A. T., Steer, R. A., Brown, G. K. (1996). *Manual for the Beck Depression Inventory–II.* San Antonio, TX: Psychological Corporation. To obtain: Harcourt Assessment, Inc., 19500 Bulverde Road, San Antonio, Texas 78259. Phone: 1-800-211-8378; Fax: 1-800-232-1223.

Beckham, J. C., Lytle, B. L., & Feldman, M. E. (1996). Caregiver burden in partners of Vietnam war veterans with posttraumatic stress disorder. *Journal of Consulting and Clinical Psychology, 64,* 1068–1072.

Blake, D. D., Weathers, F. W., Nagy, L. M., et al. (1995). The development of a Clinician-Administered PTSD Scale. *Journal of Traumatic Stress, 8,* 75–90.

Bleiberg, K. L., & Markowitz, J. C. (2005). Interpersonal psychotherapy for posttraumatic stress disorder. *American Journal of Psychiatry, 162,* 181–183.

Bowlby, J. L. (1969). *Attachment and loss.* London: Hogarth.

Brache, K. (2012). Advancing interpersonal therapy for substance use disorders. *American Journal of Drug and Alcohol Abuse, 38,* 293–298.

Brady, K., Pearlstein, T., Asnis, G. M., et al. (2000). Efficacy and safety of sertraline treatment of posttraumatic stress disorder: A randomized controlled trial. *JAMA, 283,* 1837–1844.

Breslau, N., Kessler, R. C., Chilcoat, H. D., Schulz, L. R., Davis, G. C., & Andreski, P. (1998). Trauma and posttraumatic stress disorder in the community: The 1996 Detroit Area Survey of Trauma. *Archives of General Psychiatry, 55,* 626–632.

Brewin, C. R., Andrews, B., & Valentine, J. D. (2000). Meta-analysis of risk factors for posttraumatic stress disorder in trauma-exposed adults. *Journal of Consulting and Clinical Psychology, 68,* 748–766.

Campanini, R. F., Schoedl, A. F., Pupo, M. C., Costa, A. C., Krupnick, J. L., & Mello, M. F. (2010). Efficacy of interpersonal therapy-group format adapted to post-traumatic stress disorder: An open-label add-on trial. *Depression and Anxiety, 27,* 72–77.

Carroll, K. M., Rounsaville, B. J., & Gawin, F. H. (1991). A comparative trial of psychotherapies for ambulatory cocaine abusers: Relapse prevention and interpersonal psychotherapy. *American Journal of Drug and Alcohol Abuse, 17,* 229–247.

Chevron, E. S., & Rounsaville, B. J. (1983). Evaluating the clinical skills of psychotherapists. A comparison of techniques. *Archives of General Psychiatry, 40,* 1129–1132.

Cloitre, M., Koenen, K. C., Cohen, L. R., & Han, H. (2002). Skills training in affective and interpersonal regulation followed by exposure: A phase based treatment for PTSD related to childhood abuse. *Journal of Consulting and Clinical Psychology, 70,* 1067–1074.

Cloitre, M., Scarvalone, P., & Difede, J. A. (1997). Posttraumatic stress disorder, self- and interpersonal dysfunction among sexually retraumatized women. *Journal of Traumatic Stress, 10,* 437–452.

Cloitre, M., Stovall-McClough, K. C., Miranda, R., & Chemtob, C. M. (2004). Therapeutic alliance, negative mood regulation, and treatment outcome in child abuse-related posttraumatic stress disorder. *Journal of Consulting and Clinical Psychology, 72,* 411–416.

Cloitre, M., Stovall-McClough, K. C., Nooner, K., et al. (2010). Treatment for PTSD related to childhood abuse: A randomized controlled trial. *American Journal of Psychiatry, 167,* 915–924.

Davidson, J. R. T., Hughes, D., Blazer, D., & George, L. K. (1991). Posttraumatic stress disorder in the community: an epidemiological study. *Psychological Medicine, 21,* 1–19.

DiMascio, A., Weissman, M. M., Prusoff, B. A., Neu, C., Zwilling, M., & Klerman, G. L. (1979). Differential symptom reduction by drugs and psychotherapy in acute depression. *Archives of General Psychiatry, 36,* 1450–1456.

Endicott, J., Nee, J., Harrison, W., et al. (1993). Quality of life enjoyment and satisfaction questionnaire: A new measure. *Psychopharmacology Bulletin, 29,* 321–326.

Falkenström, F., Markowitz, J. C., Jonker, H., et al. (2013). Can psychotherapists function as their own controls? Meta-analysis of the crossed therapist design in comparative psychotherapy trials. *Journal of Clinical Psychiatry, 74,* 482–491.

Fehon, D. C., Grilo, C. M., & Lipschitz, D. S. (2005). A comparison of adolescent inpatients with and without a history of violence perpetration: Impulsivity, PTSD, and violence risk. *The Journal of Nervous and Mental Disease, 193,* 405–411.

Flay, B. R., Biglan, A., Boruch, R. F., et al. (2005). Standards of evidence: Criteria for efficacy, effectiveness and dissemination. *Prevention Science, 6,* 151–175.

Foa, E. B., Keane, T. M., & Friedman, M. J. (rred.). (2000). *Effective treatments for PTSD.* New York: Guilford.

Foa, E. B., & Kozak, M. J. (1986). Emotional processing of fear: Exposure to corrective information. *Psychological Bulletin, 99,* 20–35.

Foa, E. B., Rothbaum, B. O., Riggs, D. S., & Murdock, T. B. (1991). Treatment of posttraumatic stress disorder in rape victims: A comparison between cognitive-behavioral procedures and counseling. *Journal of Consulting and Clinical Psychology, 59,* 715–723.

Foa, E. B., & Rothbaum, B. O. (1998). *Treating the trauma of rape: Cognitive-behavioral therapy for PTSD.* New York: Guilford.

Fonagy, P., Gergely, G., Jurist, E., & Target, M. (2002). *Affect regulation, mentalization and the development of the self.* New York: Other Press.

Frank, J. (1971). Therapeutic factors in psychotherapy. *American Journal of Psychotherapy, 25,* 350–361.

Frank, E., Kupfer, D. J., Buysse, D. J., et al. (2007). Randomized trial of weekly, twice-monthly, and monthly interpersonal psychotherapy as maintenance treatment for women with recurrent depression. *American Journal of Psychiatry, 164,* 761–767.

Frank, E., Kupfer, D. J., Perel, J. M., et al. (1990). Three-year outcomes for maintenance therapies in recurrent depression. *Archives of General Psychiatry, 47,* 1093–1099.

Frank, E., Kupfer, D. J., Thase, M. E., et al. (2005). Two-year outcomes for interpersonal and social rhythm therapy in individuals with bipolar I disorder. *Archives of General Psychiatry, 62,* 996–1004.

Freud, S. (1913). *The interpretation of dreams* (3rd ed.). New York: Macmillan. Translated by AA Brill.

Gibbon, M., Spitzer, R. L., Williams, J. B. W., et al. (1997). *Structured Clinical Interview for DSM-IV Axis II Disorders (SCID-II).* Washington, DC: American Psychiatric Publishing.

Greenacre, P. (1957). The childhood of the artist – Libidinal phase development and giftedness. *Psychoanalytic Study of the Child, 12,* 47–72.

Hamilton, M. (1960). A rating scale for depression. *Journal of Neurology, Neurosurgery and Psychiatry, 25,* 56–62.

Hembree, E. A., Foa, E. B., Dorfan, N. M., Street, G. P., Kowalski, J., & Tu, X. (2003). Do patients drop out prematurely from exposure therapy for PTSD? *Journal of Traumatic Stress, 16,* 555–562.

Hoge, C. W., Riviere, L. A., Wilk, J. E., Herrell, R. K., & Weathers, F. W. (2014). The prevalence of post-traumatic stress disorder (PTSD) in US combat soldiers: A head-to-head comparison of DSM-5 versus DSM-IV-TR symptom criteria with the PTSD checklist. *Lancet Psychiatry., 1,* 269–277.

Hollon, S. D. (1984). *Final report: System for rating psychotherapy audiotapes.* Bethesda, MD: US Department of Health and Human Services.

Holmes, T. H., & Rahe, R. H. (1967). The Social Readjustment Rating Scale. *Journal of Psychosomatic Research, 11,* 213–218.

Horowitz, L. M., Rosenberg, S. E., Baer, B. A., Ureno, G., & Villasenor, V. S. (1988). Inventory of Interpersonal Problems: Psychometric properties and clinical applications. *Journal of Consulting and Clinical Psychology, 56,* 885–892.

Institute of Medicine Committee on Treatment of PTSD. (2008). *Treatment of posttraumatic stress disorder: An assessment of the evidence.* Washington, DC: National Academy of Sciences.

Jacobsen, E. (1938). *Progressive relaxation.* Chicago, IL: University of Chicago Press.

Janoff-Bulman, R. (1992). *Shattered assumptions: Toward a new psychology of trauma.* New York: Free Press.

Jayawickreme, N., Cahill, S. P., Riggs, D. S., et al. (2014). Primum non nocere (first do no harm): Symptom worsening and improvement in female assault victims after prolonged exposure for PTSD. *Depression and Anxiety, 31,* 412–419.

Johnson, R., Persad, G., & Sisti, D. (2014). The Tarasoff rule: The implications of interstate variation and gaps in professional training. *Journal of the American Academy of Psychiatry and the Law, 42,* 469–477.

Johnson, J. E., & Zlotnick, C. (2012). Pilot study of treatment for major depression among women prisoners with substance use disorder. *Journal of Psychiatric Research, 46,* 1174–1183.

Judd, L. L., Akiskal, H. S., Maser, J. D., et al. (1998). A prospective 12-year study of subsyndromal and syndromal depressive symptoms in unipolar major depressive disorders. *Archives of General Psychiatry, 55,* 694–700.

Kardiner, A., & Spiegel, H. (1947). *War stress and neurotic illness.* New York: Hoeber.

Kehle-Forbes, S. M., Meis, L. A., Spoont, M. R., & Polusny, M. A. (2016). Treatment initiation and dropout from prolonged exposure and cognitive processing therapy in a VA outpatient clinic. *Psychological Trauma, 8,* 107–114.

Kessler, R. C., Berglund, P., Demler, O., Jin, R., Merikangas, K. R., & Walters, E. E. (2005a). Lifetime prevalence and age-of-onset distributions of DSM-IV disorders in the National Comorbidity Survey Replication. *Archives of General Psychiatry, 62,* 593–602.

Kessler, R. C., Chiu, W. T., Demler, O., & Walters, E. E. (2005b). Prevalence, severity, and comorbidity of 12-month DSM-IV disorders in the National Comorbidity Survey Replication. *Archives of General Psychiatry, 62,* 617–627.

Kessler, R. C., Sonnega, A., Bromet, E., Hughes, M., & Nelson, C. B. (1995). Posttraumatic stress disorder in the National Comorbidity Survey. *Archives of General Psychiatry, 52,* 1048–1060.

Klerman, G. L., Weissman, M. M., Rounsaville, B. J., & Chevron, E. S. (1984). *Interpersonal psychotherapy for depression.* New York: Basic Books.

Krupnick, J. L., Green, B. L., Stockton, P., Miranda, J., Krause, E., & Mete, M. (2008). Group interpersonal psychotherapy for low-income women with posttraumatic stress disorder. *Psychotherapy Research, 18,* 497–507.

Krupnick, J. L., Sotsky, S. M., Simmens, S., et al. (1996). The role of the therapeutic alliance in psychotherapy and pharmacotherapy outcome: Findings in the National Institute of Mental Health Treatment of Depression Collaborative Research Program. *Journal of Consulting and Clinical Psychology, 64,* 532–539.

Lanius, R. A., Vermetten, E., Lowenstein, R. J., et al. (2010). Emotion modulation in PTSD: Clinical and neurobiological evidence for a dissociative subtype. *American Journal of Psychiatry, 167,* 640–647.

Levi, P. (2003). *If this is a man* (3rd ed.). London: Folio Society. Translated by S. Woolf.

Liang, B., Williams, L. M., & Siegel, J. A. (2006). Relational outcomes of childhood sexual trauma in female survivors: A longitudinal study. *Journal of Interpersonal Violence, 21,* 42–57.

Lipsitz, J. D., Fyer, A. J., Markowitz, J. C., & Cherry, S. (1999). An open trial of interpersonal psychotherapy for social phobia. *American Journal of Psychiatry, 156,* 1814–1816.

Lipsitz, J. D., & Markowitz, J. C. (2013). Mechanisms of change in interpersonal psychotherapy. *Clinical Psychology Review, 33,* 1134–1147.

Luborsky, L., Diguer, L., Seligman, D. A., et al. (1999). The researcher's own therapy allegiances: A 'wild card' in comparisons of treatment efficacy. *Clinical Psychology: Science and Practice, 6,* 95–106.

Markowitz, J. C. (1998). *Interpersonal psychotherapy for dysthymic disorder.* Washington, DC: American Psychiatric Press.

Markowitz, J. C., Bleiberg, K. L., Christos, P., & Levitan, E. (2006). Solving interpersonal problems correlates with symptom improvement in interpersonal psychotherapy: Preliminary findings. *The Journal of Nervous and Mental Disease, 194,* 15–20.

Markowitz, J. C., Bleiberg, K. L., Pessin, H., & Skodol, A. E. (2007). Adapting interpersonal psychotherapy for borderline personality disorder. *Journal of Mental Health, 16,* 103–116.

Markowitz, J. C., Kocsis, J. H., Fishman, B., Spielman, L. A., Jacobsberg, L. B., Frances, A. J., et al. (1998a). Treatment of depressive symptoms in human immunodeficiency virus-positive patients. *Archives of General Psychiatry, 55,* 452–457.

Markowitz, J. C., Lipsitz, J., & Milrod, B. L. (2014). A critical review of outcome research on interpersonal psychotherapy for anxiety disorders. *Depression and Anxiety, 31,* 316–325. Epub Feb. 3, 2014.

Markowitz, J. C., Meehan, K. B., Petkova, E., et al. (2016). Treatment preferences of psychotherapy patients with chronic PTSD. *The Journal of Clinical Psychiatry, 77*(3): 363–370.

Markowitz, J. C., & Milrod, B. (2011). The importance of responding to negative affect in psychotherapies. *American Journal of Psychiatry, 168,* 124–128.

Markowitz, J. C., & Milrod, B. L. (2015). What to do when a psychotherapy fails. *Lancet Psychiatry, 2,* 186–190.

Markowitz, J. C., Milrod, B., Bleiberg, K. L., & Marshall, R. D. (2009a). Interpersonal factors in understanding and treating posttraumatic stress disorder. *Journal of Psychiatric Practice, 15,* 133–140.

Markowitz, J. C., Patel, S. R., Balan, I., et al. (2009b). Towards an adaptation of interpersonal psychotherapy for depressed Hispanic patients. *Journal of Clinical Psychiatry, 70,* 214–222.

Markowitz, J. C., Petkova, E., Biyanova, T., Ding, K., & Neria, Y. (2015a). Exploring personality diagnosis stability following acute psychotherapy for chronic posttraumatic stress disorder. *Depression and Anxiety, 32,* 919–926.

Markowitz, J. C., Petkova, E., Neria, Y., et al. (2015b). Is exposure necessary? A randomized clinical trial of interpersonal psychotherapy for PTSD. *American Journal of Psychiatry, 172,* 430–440.

Markowitz, J. C., Spielman, L. A., Scarvalone, P. A., & Perry, S. W. (2000). Psychotherapy adherence of therapists treating HIV-positive patients with depressive symptoms. *Journal of Psychotherapy Practice and Research, 9,* 75–80.

Markowitz, J. C., Svartberg, M., & Swartz, H. A. (1998b). Is IPT time-limited psychodynamic psychotherapy? *Journal of Psychotherapy Practice and Research, 7,* 185–195.

Markowitz, J. C., & Swartz, H. A. (2007). Case formulation in interpersonal psychotherapy of depression. In T. D. Eells (red.), *Handbook of psychotherapy case formulation* (2e ed., pag. 221–250). New York: Guilford Press.

Markowitz, J. C., & Weissman, M. M. (rred.). (2012a). *Casebook of interpersonal psychotherapy.* New York: Oxford University Press.

Markowitz, J. C., & Weissman, M. M. (2012b). IPT: Past, present, and future. *Clinical Psychology & Psychotherapy, 19,* 99–105.

Marshall, R. D., Beebe, K. L., Oldham, M., & Zaninelli, R. (2001). Efficacy and safety of paroxetine treatment for chronic PTSD: A fixed-dose, placebo-controlled study. *American Journal of Psychiatry, 158,* 1982–1988.

McFall, M., Fontana, A., Raskind, M., & Rosenheck, R. (1999). Analysis of violent behavior in Vietnam combat veteran psychiatric inpatients with posttraumatic stress disorder. *Journal of Traumatic Stress, 12,* 501–517.

McHugh, R. K., Whitton, S. W., Peckham, A. D., Welge, J. A., & Otto, M. W. (2013). Patient preference for psychological vs. pharmacologic treatment of psychiatric disorders: A meta-analytic review. *Journal of Clinical Psychiatry, 74,* 595–602.

McMillen, C., North, C., Mosley, M., & Smith, E. (2002). Untangling the psychiatric comorbidity of posttraumatic stress disorder in a sample of flood survivors. *Comprehensive Psychiatry, 43,* 478–485.

NICE guidelines [CG26] (2005). Post-traumatic stress disorder (PTSD): The management of PTSD in adults and children in primary and secondary care. Geraadpleegd op 23 mei 2015 op ▶ https://www.nice.org.uk/guidance/cg26.

Norris, F. H., Friedman, M. J., & Watson, P. J. (2002). 60,000 disaster victims speak: Part II. Summary and implications of the disaster mental health research. *Psychiatry, 65,* 240–260.

North, C. S., Nixon, S. J., Shariat, S., et al. (1999). Psychiatric disorders among survivors of the Oklahoma City Bombing. *JAMA, 282,* 755–762.

Ozer, E. J., Best, S. R., Lipsey, T. L., & Weiss, D. S. (2003). Predictors of posttraumatic stress disorder and symptoms in adults: A meta-analysis. *Psychological Bulletin, 129,* 52–73.

Parsons, T. (1951). Illness and the role of the physician: A sociological perspective. *American Journal of Orthopsychiatry, 21,* 452–460.

Rauch, S. L., Shin, L. M., & Phelps, E. A. (2006). Neurocircuitry models of posttraumatic stress disorder and extinction: Human neuroimaging research – past, present, and future. *Biological Psychiatry, 60,* 376–382.

Ray, R. D., & Webster, R. (2010). Group interpersonal psychotherapy for veterans with posttraumatic stress disorder: A pilot study. *International Journal of Group Psychotherapy, 60,* 131–140.

Resick, P. A., Uhlmansiek, M. O., Clum, G. A., Galovski, T. E., Scher, C. D., & Yinong, Y.-X. (2008). A randomized clinical trial to dismantle components of cognitive processing therapy for posttraumatic stress disorder in female victims of interpersonal violence. *Journal of Consulting and Clinical Psychology, 76,* 243–258.

Reynolds, C. F. III, Frank, E., Perel, J. M., et al. (1999). Nortriptyline and interpersonal psychotherapy as maintenance therapies for recurrent major depression: A randomized controlled trial in patients older than 59 years. *JAMA, 281,* 39–45.

Riggs, D. S., Byrn, C. A., Weathers, F. W., & Litz, B. T. (1998). The quality of the intimate relationships of male Vietnam veterans: Problems associated with posttraumatic stress disorder. *Journal of Traumatic Stress, 11,* 87–102.

Robertson, M., Rushton, P., Batrim, D., Moore, E., & Morris, P. (2007). Open trial of interpersonal psychotherapy for chronic post-traumatic stress disorder. *Australasian Psychiatry, 15,* 375–379.

Rounsaville, B. J., Chevron, E. S., Weissman, M. M., Prusoff, B. A., & Frank, E. (1986). Training therapists to perform interpersonal psychotherapy in clinical trials. *Comprehensive Psychiatry, 27,* 364–371.

Rounsaville, B. J., O'Malley, S., Foley, S., & Weissman, M. M. (1988). Role of manual-guided training in the conduct and efficacy of interpersonal psychotherapy for depression. *Journal of Consulting and Clinical Psychology, 56,* 681–688.

Rudden, M. G., Milrod, B., Meehan, K. B., & Falkenstrom, F. (2009). Symptom-specific reflective functioning: Incorporating psychoanalytic measures into clinical trials. *Journal of the American Psychoanalytic Association, 57,* 1473–1478.

Rutimann, D. D., & Meehan, K. B. (2012). Validity of a brief interview for assessing reflective function. *Journal of the American Psychoanalytic Association, 60,* 577–589.

Sareen, J., Cox, B. J., Stein, M. B., Afifi, T. O., Fleet, C., & Asmundson, G. J. G. (2007). Physical and mental comorbidity, disability, and suicidal behavior associated with posttraumatic stress disorder in a large community sample. *Psychosomatic Medicine, 69,* 242–248.

Schneier, F. R., Neria, Y., Pavlicova, M., et al. (2012). Combined prolonged exposure therapy and paroxetine for PTSD related to the World Trade Center attack: a randomized controlled trial. *American Journal of Psychiatry, 169,* 80–88.

Shalev, A. Y., Freedman, S., Peri, T., et al. (1998). Prospective study of posttraumatic stress disorder and depression following trauma. *American Journal of Psychiatry, 155,* 630–637.

Shapiro, F. (2001). *Eye movement desensitization and reprocessing: Basic principles, protocols and procedures* (2nd ed.). New York: Guilford Press.

Stein, M. B., Kessler, R. C., Heeringa, S. G., et al. (2015). Army STARRS collaborators: Prospective longitudinal evaluation of the effect of deployment-acquired traumatic brain injury on posttraumatic stress and related disorders: Results from the Army Study to Assess Risk and Resilience in Servicemembers (Army STARRS). *American Journal of Psychiatry, 172,* 1101–1111.

Stewart, A. L., Greenfield, S., Hays, R. D., et al. (1989). Functional status and well-being of patients with chronic conditions. Results from the Medical Outcomes Study. *JAMA, 262,* 907–913.

Suarez-Jimenez, B. et al. (2019). Anterior hippocampal volume predicts affect-focused psychotherapy outcome. *Psychological Medicine,* 1–7. ▶ https://doi.org/10.1017/S0033291719000187.

Sullivan, H. S. (1953). *The interpersonal theory of psychiatry.* New York: W.W. Norton.

Wampold, B. E. (2001). *The great psychotherapy debate: Models, methods, and findings.* Mahwah, NJ: Lawrence Erlbaum Associates.

Wang, P. S., Berglund, P., Olfson, M., Pincus, H. A., Wells, K. B., & Kessler, R. C. (2005). Failure and delay in initial treatment contact after first onset of mental disorders in the National Comorbidity Survey Replication. *Archives of General Psychiatry, 62,* 603–613.

Watts, B. V., Shiner, B., Zubkoff, L., Carpenter-Song, E., Ronconi, J. M., & Coldwell, C. M. (2014). Implementation of evidence-based psychotherapies for posttraumatic stress disorder in VA specialty clinics. *Psychiatric Services, 65,* 648–653.

Weathers, F. W., Blake, D. D., Schnurr, P. P., Kaloupek, D. G., Marx, B. P., & Keane, T. M. (2013a). *The Clinician-Administered PTSD Scale for DSM-5 (CAPS-5).* Interview available from the National Center for PTSD at ▶ www. ptsd.va.gov.

Weathers, F. W., Keane, T. M., & Davidson, J. R. T. (2001). Clinician-Administered PTSD Scale: A review of the first ten years of research. *Depression and Anxiety, 13,* 132–156.

Weathers, F. W., Litz, B. T., Keane, T. M., Palmieri, P. A., Marx, B. P., & Schnurr, P. P. (2013). *The PTSD Checklist for DSM-5 (PCL-5).* Scale available from the National Center for PTSD at ▶ www.ptsd.va.gov.

Weissman, M. M., & Bothwell, S. (1976). Assessment of social adjustment by patient self-report. *Archives of General Psychiatry, 33,* 1111–1115.

Weissman, M. M., Kasl, S. V., & Klerman, G. L. (1976). Follow-up of depressed women after maintenance treatment. *American Journal of Psychiatry, 133,* 757–760.

Weissman, M. M., Markowitz, J. C., & Klerman, G. L. (2000). *Comprehensive guide to interpersonal psychotherapy.* New York: Basic Books.

Weissman, M. M., Markowitz, J. C., & Klerman, G. L. (2007). *Clinician's quick guide to interpersonal psychotherapy.* New York: Oxford University Press.

Wilfley, D. E., MacKenzie, K. R., Welch, R. R., Ayres, V. E., & Weissman, M. M. (2000). *Interpersonal psychotherapy for group.* New York: Basic Books.

Wilkinson, S. T., Stefanovics, E., & Rosenheck, R. A. (2015). Marijuana use is associated with worse outcomes in symptom severity and violent behavior in patients with posttraumatic stress disorder. *Journal of Clinical Psychiatry, 76,* 1174–1180.

Wisco, B. E., Marx, B. P., Miller, M. W., et al. (2016). Probable posttraumatic stress disorder in the US veteran population according to DSM-5: Results from the National Health and Resilience in Veterans Study. *Journal of Clinical Psychiatry, 77*(11): 1503–1510.

Wisco, B. E., Marx, B. P., Wolf, E. J., Miller, M. W., Southwick, S. M., & Pietrzak, R. H. (2014). Posttraumatic stress disorder in the US veteran population: Results from the National Health and Resilience in Veterans Study. *Journal of Clinical Psychiatry, 75,* 1338–1346.

Register

Z

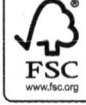

FSC
www.fsc.org

MIX
Papier aus verantwortungsvollen Quellen
Paper from responsible sources
FSC® C105338

If you have any concerns about our products,
you can contact us on
ProductSafety@springernature.com

In case Publisher is established outside the EU,
the EU authorized representative is:
**Springer Nature Customer Service Center GmbH
Europaplatz 3, 69115 Heidelberg, Germany**

Printed by Libri Plureos GmbH
in Hamburg, Germany